怒り、不安、嫉み、欲、エゴを生まずに、
よりよい自分に

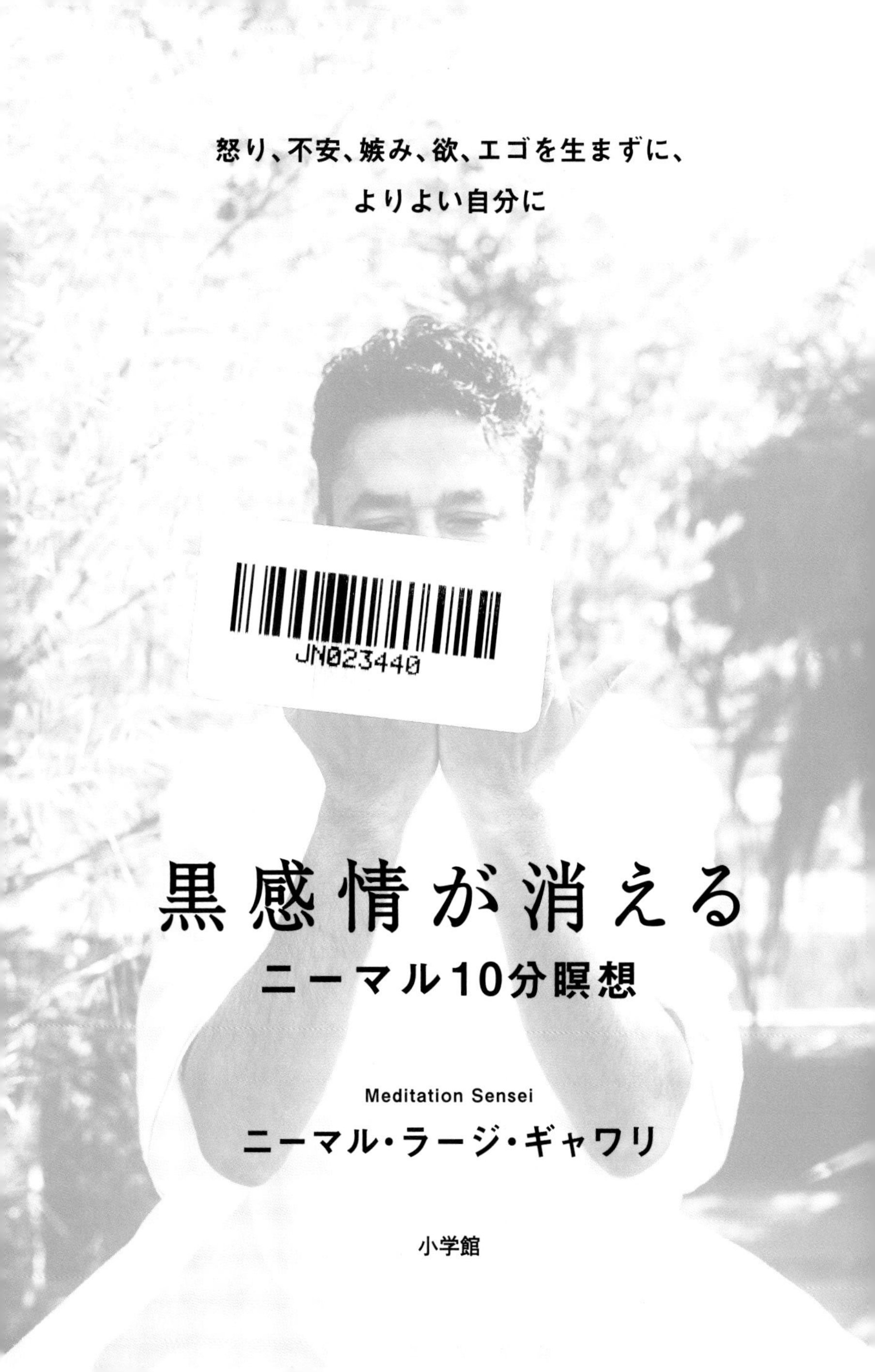

黒感情が消える
ニーマル10分瞑想

Meditation Sensei
ニーマル・ラージ・ギャワリ

小学館

はじめに

瞑想とは本来の自分に戻るためのもの

瞑想というと特別なもの、あまり馴染《なじ》みのないもの、と思われますが、実は私たちはみな瞑想の経験者です。瞑想は、母親のお腹《なか》の中にいるときから始まっているからです。五感がまだあまり機能していないこの時期は、赤ちゃんは何も考えず、何もせず、無の状態で自分の内側だけに意識を向けて9か月を過ごしています。

瞑想することとは、自分自身を育てる力を得ること。静かなとき、動いていないときこそ、大きな力が集まってきます。私たちは瞑想のもとに育《はぐく》まれ、瞑想とともにこの世に生まれてくるのです。

生後間もない赤ちゃんがよく眠るのは、瞑想の状態が続いているからです。

誰もが4歳くらいまでは自然と瞑想をしています。五感が発達し始め、意識が外の世界に向き始めると自分の内側を見つめる時間が少なくなり、やがて瞑想することを忘れてしまいます。五感はあくまでも外の世界を感じるためのものなのです。

自分の内側を見るときは目を閉じ、心の声を聞くときは意識を内側に向けます。また、人の心の温かさは肌ではなく心で感じます。本当の自分を見つめるための瞑想では、五感を閉じて行います。

大人になった今でも、私たちはみな毎日瞑想をしています。それは五感もマインドも使っていない睡眠という、無意識の瞑想です。ただ、そこから得た力は細胞や疲れた身体を整えるために自動的に使われるので、自分の意思ではコントロールできず、自分を変える力もありません。

瞑想とは意識的に行うことを言い、心を整え、本来の自分に戻るためのものです。こうして得た瞑想の力は、気づきを深め、心身の健康を維持したり、集中力や記憶力を高めたり、ポジティブな感情を生み出したり、目的へ向けて自由に役立てることができます。

この本は、瞑想に興味を持っている人や、これから始めてみようというビギナーのための入門書です。現代にアップデートされた瞑想法、ニーマルメソッドで「心を洗う10分瞑想」「心を整える3分瞑想」を毎日のルーティンにして、瞑想をもっと身近に感じてみてください。

ストレスが多い現代社会では人はつい、怒りや不安、エゴなどのネガティブな感情（黒感情）を抱きやすくなります。でも、これは自然の感情。まずは素直に受け入れましょう。ただ、蓄積されていくと、精神や肉体が知らず知らずのうちにダメージを受けてしまいます。そうなる前に瞑想できれいに洗い流しましょう。毎日手を洗うように、毎日心を洗って磨く。それを自分でできるようになるのが、本書の目的です。

私は9歳から瞑想をしていますが、生きている限りこの道に終わりはないと信じています。それは瞑想がもたらすwisdom（知恵、叡智《えいち》）が、人生で必要なことをすべて教えてくれるからです。

瞑想の素晴らしさを一人でも多くの方に体験していただくために、本書では短時間で行えて効果も得やすい２つの瞑想を提案しています。短い時間でも集中して瞑想すれば、そこで得たエネルギーは確実にあなたの人生の栄養になってくれます。

私が先祖から受け継ぎ、32年かけて教え学び、磨き上げた「ニーマルメソッド」瞑想は、私にとって宝物のような存在です。

この本で、みなさんにその一部をシェアします。みなさんが毎日瞑想する習慣を身につけてくださるなら、こんなうれしいことはありません。

ニーマル・ラージ・ギャワリ

※この本はセラピーや治療の本ではなく、瞑想の知識を高めるためのものです。身体に不調のある人は、担当医に相談してください。

Contents

第2章 黒感情とは

第3章 黒感情の解決法 10分瞑想 3分瞑想 —— 59

第4章 教えてニーマル先生！ 瞑想Q&A —— 99

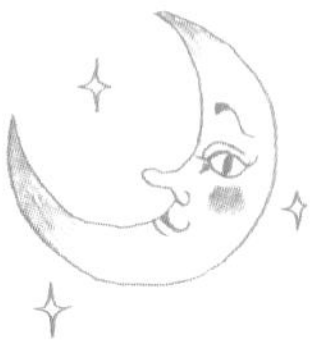

第1章

なぜ今瞑想なのか

今すべきはメンタルケア

車も電気もデジタルツールもなかった古《いにしえ》の時代は、疲労といえば畑仕事や狩猟、歩行など身体を動かすことで起こる肉体的なものでした。

また、ほんの少し前まで、日本人の暮らしの中には朝晩手を合わせて先祖に祈り、食事のときに感謝の言葉を口にするなど、瞑想のスピリットが日常的に息づいていました。心を整えて行う茶道や華道、書道や武道などの日本の伝統文化や手先を使う職人の仕事にも、瞑想に通じるものがあり、心と身体のバランスは自然と整えられていました。

ところが、現在の私たちの生活はどうでしょう。デジタルテクノロジーなどの発達により、肉体よりもマインドを酷使することが多くなりました。同時に、欧米化の影響で日本古来の文化や風習が希薄になり、瞑想に暮らしの中で触れる機会はほとんどなくなってきました。

いつの間にかあふれる情報の量やスピードに、頭やマインドは常にフル回転。パンデミック以降、ミーティングもオンラインで詰め放題。睡眠を十分とっても疲れがとれないという人が増えているのは、心が疲れているからです。

現代を生きる私たちは、意識しなければ心の平穏を手に入れることはできません。すでに、そのことに気づいている人たちは、瞑想をメンタルケアとして取り入れています。五感を休めて、何も考えない、何もしない瞑想が脳波や心を整えるのに有効なことは科学的にも実証されています。


身体のケアは、マッサージやジムへ行ったり、睡眠や食事に気をつけたり、多くの人が積極的に行っています。身体の健康はもう十分に研究され、その情報は広くシェアされています。ある程度のことはネットや本などでわかり、的確なセルフケアも可能です。

それなのに、メンタルケアについては、まだほとんどのことが解明されていません。たとえば、ネガティブな感情はどこから出てくるのか。そこから抜けるにはどうしたらいいのか。はっきりとした情報が得にくいのでメンタルフィットネスができずに、大きな悲しみを乗り越えられなかったり、うつ病になってしまったり、という状況に陥りやすいのです。

風邪や腰痛などの身体の不調は、察知しやすく早い段階で治療ができるから回復も早いのですが、マインドはギリギリまで頑張りがきき、知らず知らずのうちに蝕《むしば》まれ、症状も出にくい。気づいたときにはかなり進行し、回復まで何年もかかるというケースが珍しくありません。

一度ダメージを受けたら治りにくいのがマインドです。だからこそ、今、元気なうちに予防ケアとして瞑想が必要なのです。

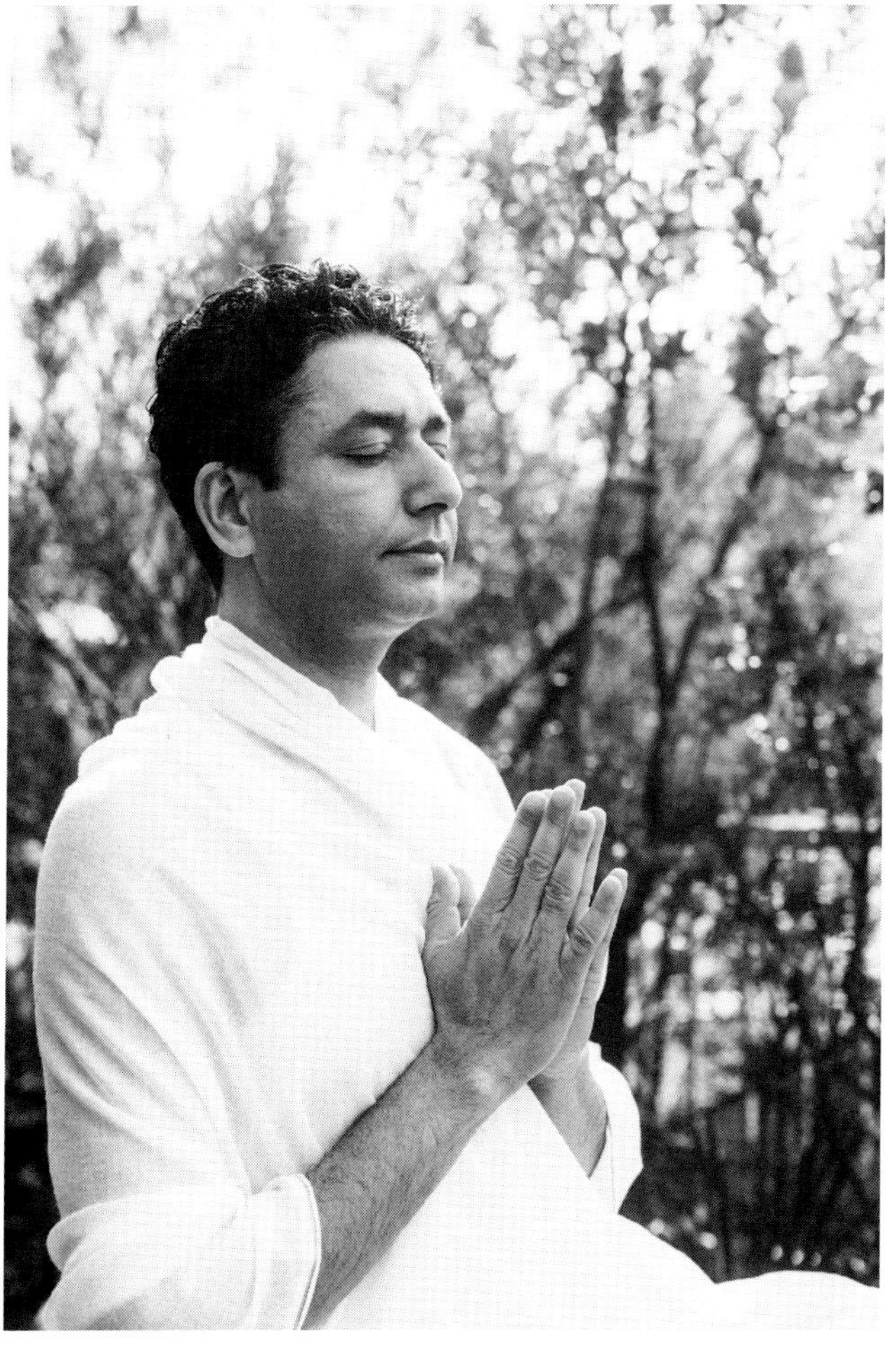

Meditation Column

瞑想のわかりやすい効果

瞑想にはさまざまな効果があります。詳しいことは各ページでご紹介していますが、以下を念頭にこの本をご活用ください。

気づきが生まれる

→無意識の行動が少なくなり、今を大事に考えるようになる。
(マインドフルネスと瞑想の関係 36ページ)

チョイスが生まれる

→気づきが生まれることで、選択肢が生まれる。
自分にとってよりよい道が選べるようになる(42ページ)

集中力や記憶力が上がる

(瞑想が脳波にもたらす効果 28ページ)

ものごとをポジティブに考えられるようになる

(黒感情はもともとあるもの、心の灯りをつけるのはあなた自身 46ページ)

心も身体も健康でいられるようになる

(深い呼吸は病気を予防し、健康な人生へと導いてくれます 38ページ)

執着やエゴが消え、穏やかに生きられる

(黒感情の解決法 59ページ)

ずっとやめたかった悪い習慣を断つことができる

(悪い習慣を断つ 120ページ)

質の高い睡眠が得られるようになる

(睡眠のトラブル 108ページ)

IQが上がる

(アルツハイマー予防と知能指数 112ページ)

あらゆることに感謝の気持ちが生まれ、視野が広くなる

(瞑想を学ぶことは、自然を学ぶこと 25ページ)

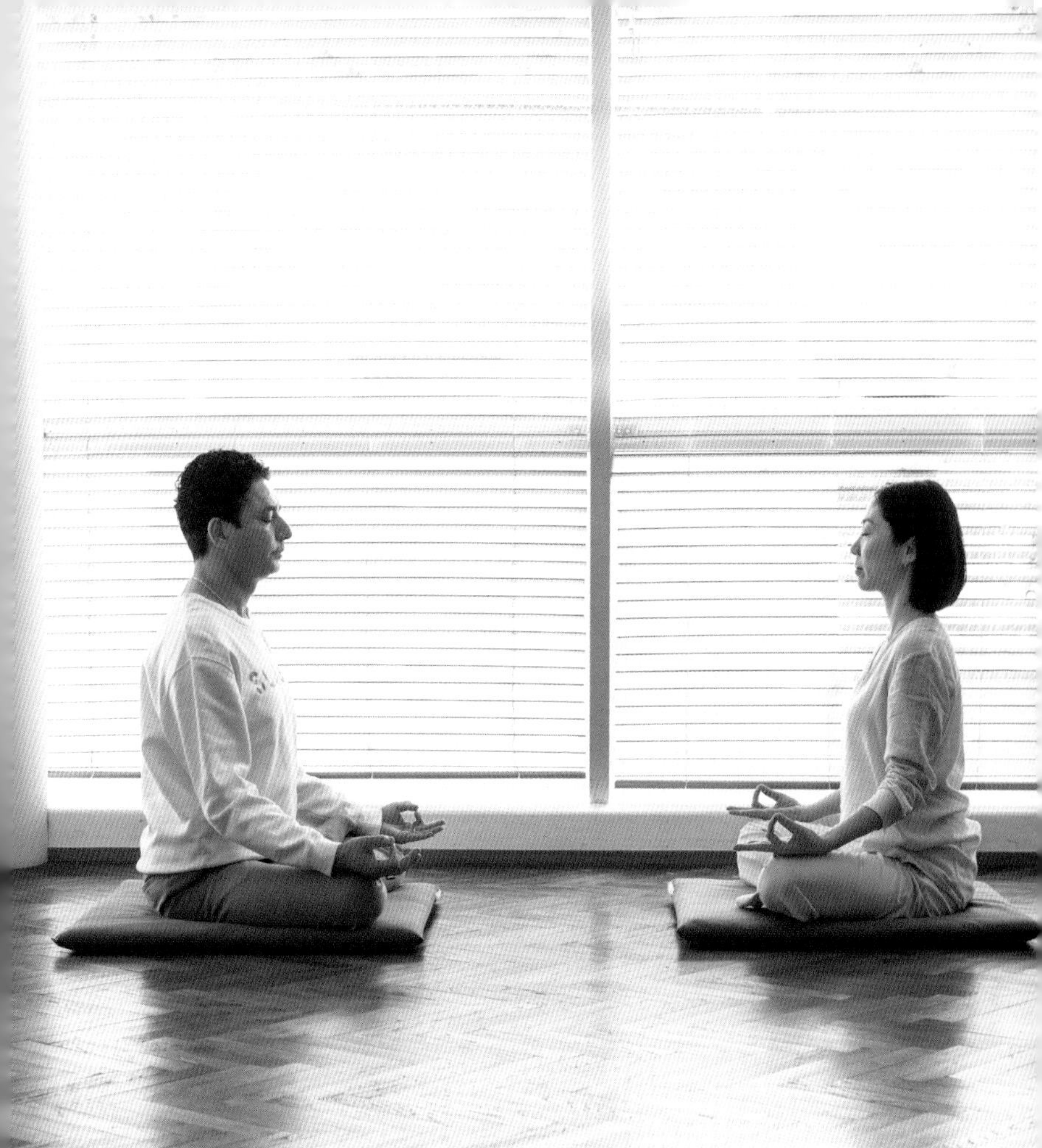

\ Let's start meditation! /

基本の瞑想スタイル

まずは瞑想の基本スタイルをマスターしましょう。
「心を洗う10分瞑想」と「心を整える３分瞑想」も
ここで紹介する基本の姿勢で行います。
瞑想を深めるポイントは姿勢と呼吸にあります。

基本の姿勢

瞑想で大切なのはリラックスした状態で背筋を伸ばすこと。
以下のポイントをチェックすればビギナーでも長く座れて、
瞑想に集中しやすい姿勢が自然と作れます。

Front check

手を腿《もも》に置き目を閉じたら、頭頂部と両膝を結ぶ三角形をイメージし背筋をスッと伸ばします。

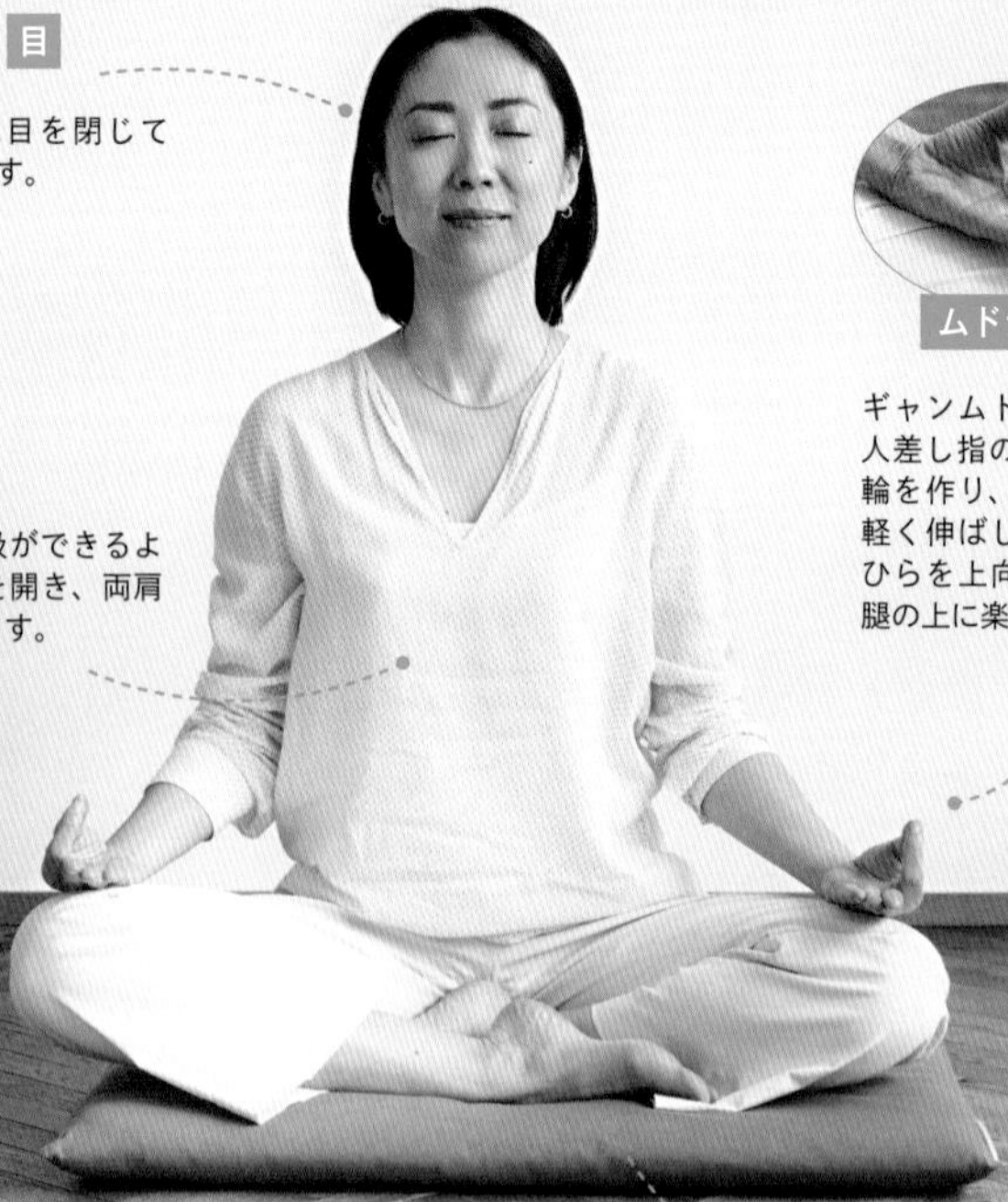

目

基本は目を閉じて行います。

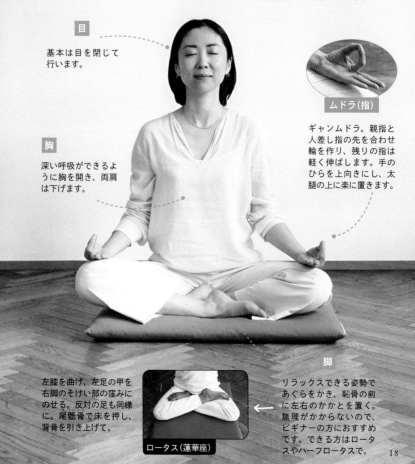

胸

深い呼吸ができるように胸を開き、両肩は下げます。

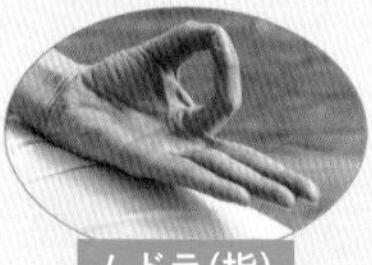

ムドラ(指)

ギャンムドラ。親指と人差し指の先を合わせ輪を作り、残りの指は軽く伸ばします。手のひらを上向きにし、太腿の上に楽に置きます。

脚

リラックスできる姿勢であぐらをかき、恥骨の前に左右のかかとを置く。無理がかからないので、ビギナーの方におすすめです。できる方はロータスやハーフロータスで。

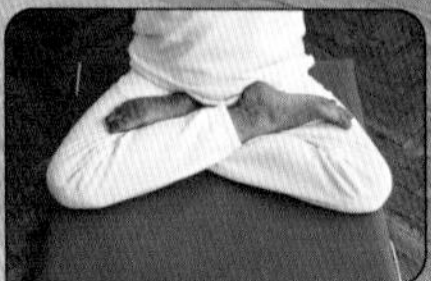

ロータス(蓮華座)

左膝を曲げ、左足の甲を右脚のそけい部の窪みにのせる。反対の足も同様に。尾骶骨《びていこつ》で床を押し、背骨を引き上げて。

座り方の流れ

1 足を組む
2 骨盤を立て、背筋を伸ばす
3 肩を下げ、胸を開く
4 ムドラを作る
5 目を閉じる

Side check

自分が思っているよりも頭を後ろに傾かせ、あごを少し上向きにします。

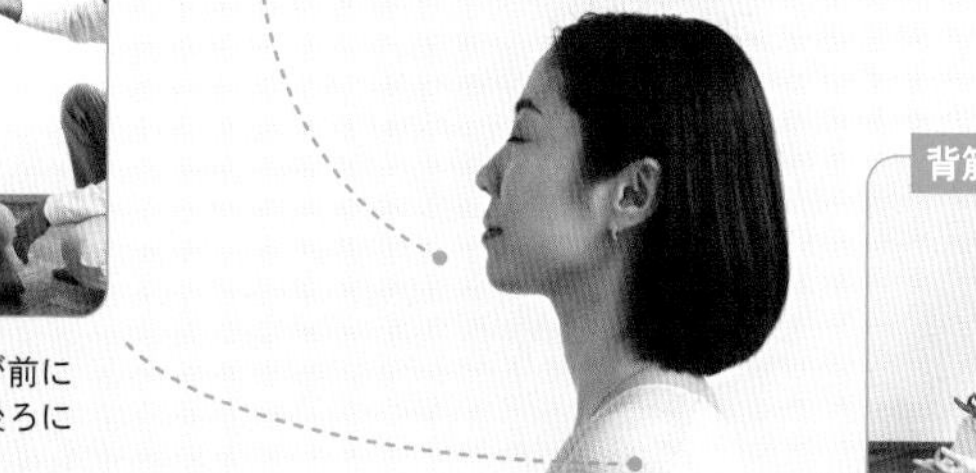

あご

少し上を向くと、自然と背筋が伸びます。

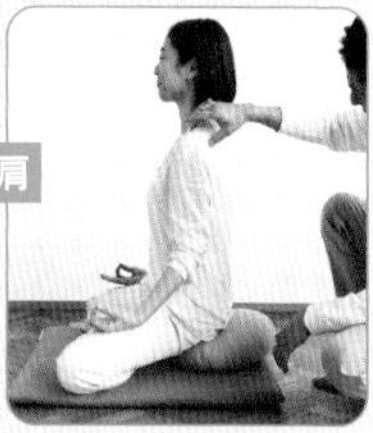

肩

力を抜き、肩が前に出ないように後ろに引き下げます。

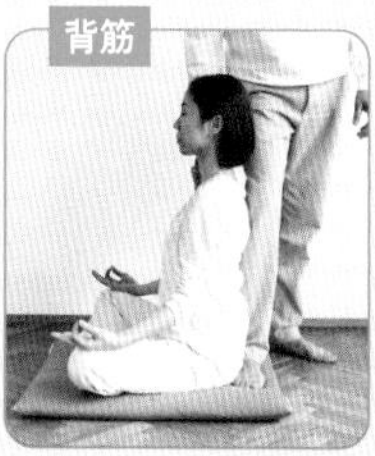

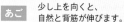

背筋

上から吊られるようなイメージで背筋を伸ばす。腰がそらないようにしながら、やや後ろ重心にします。

お腹

おへそを意識し、身体の内側に引き寄せます。

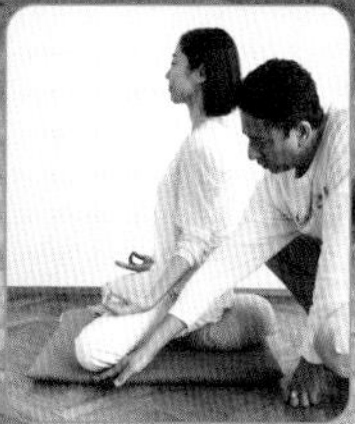

膝

膝が浮く場合、座布団などをお尻に入れ、膝を床に近づけると安定し、腰に負担がかかりにくくなります。

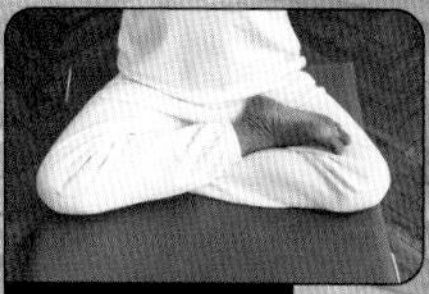

ハーフロータス

右足を左の腿の上に置き、あぐらをかく。左足は右足の下に折り曲げる。逆の足でする場合も同様に。

瞑想の準備呼吸

瞑想の呼吸は鼻呼吸です。せっかくなら本格的に取り組みたいという方は、10分瞑想や３分瞑想の前に「ソーハム呼吸」や「ナーディショーダナ」（片鼻呼吸）を行ってみてください。瞑想に入りやすくなります。

脳波を整え、
緊張を和らげる

ソーハム呼吸

両鼻で行うベーシックな呼吸法。脳波をアルファ波に整え、リラックスさせる効果があります。吸うときに「ソー」、吐くときに「ハム」と唱え１セット。午前と午後で効果が変わり、ムドラと呼吸カウントも変わります。

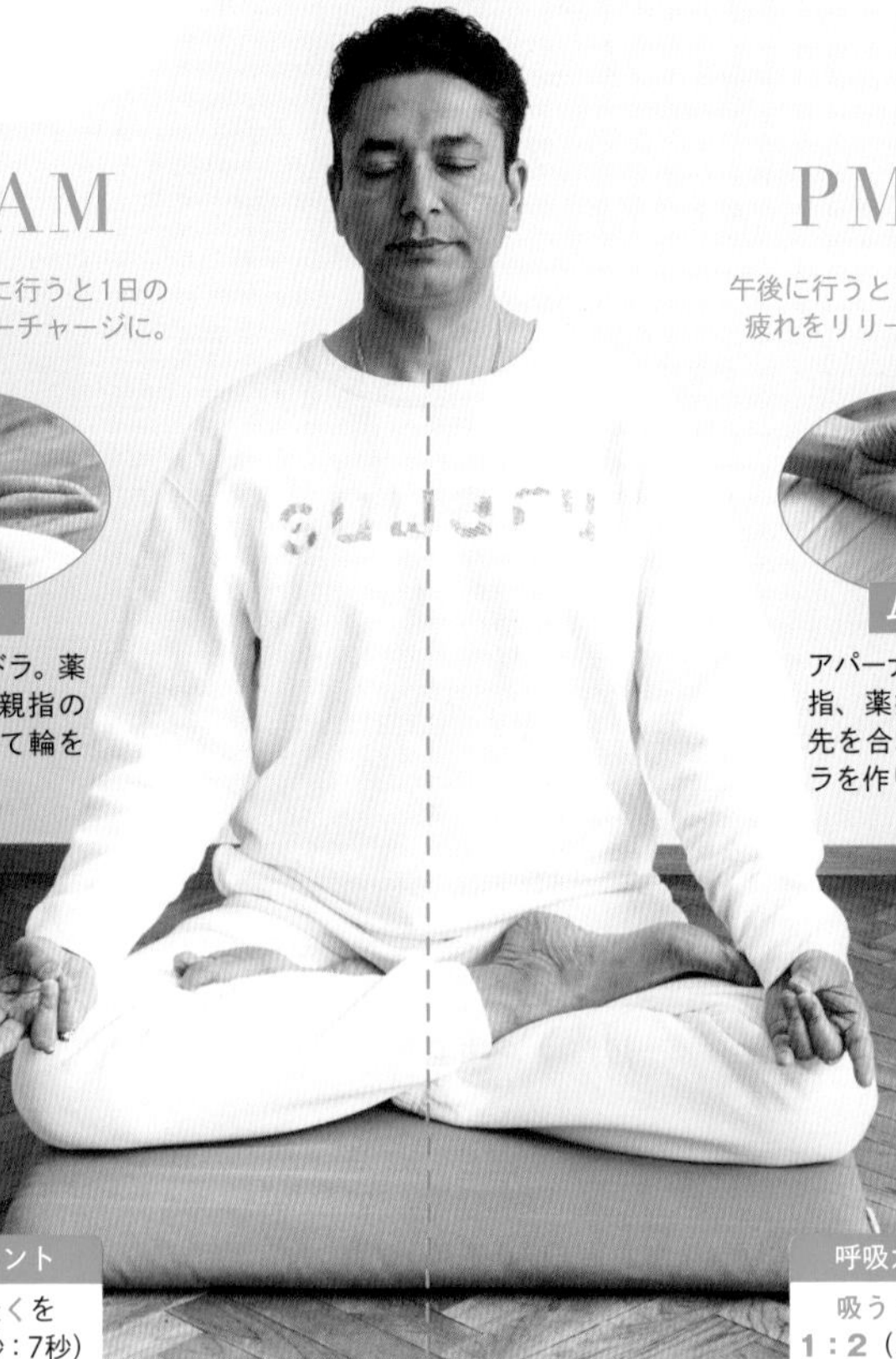

AM

午前に行うと1日の
パワーチャージに。

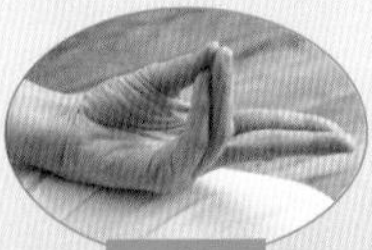

ムドラ

プラーナムドラ。薬指、小指、親指の先を合わせて輪を作ります。

呼吸カウント

吸う：吐くを
1：1（7秒：7秒）

PM

午後に行うと1日の
疲れをリリース。

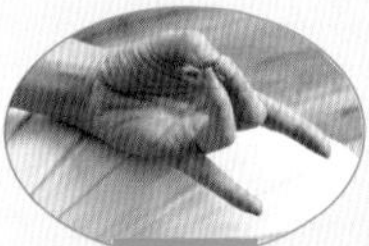

ムドラ

アパーナムドラ。中指、薬指、親指の先を合わせてムドラを作ります。

呼吸カウント

吸う：吐くを
1：2（5秒：10秒）

時間の目安→７分　午前、午後ともに１分間で４セットが目安

瞑想への流れ

瞑想の前に1から3を行うと効果的

1 自然呼吸５～６回
2 ソーハム呼吸
3 ナーディショーダナ（片鼻呼吸）
4 10分間瞑想 or ３分間瞑想

瞑想前の自律神経を整える

ナーディショーダナ（片鼻呼吸）

片方の鼻の穴から交互に呼吸をすることで交感神経と副交感神経を整え、自律神経のバランスを改善します。ヨギーたちが瞑想前に必ず行う呼吸法です。

How to do?

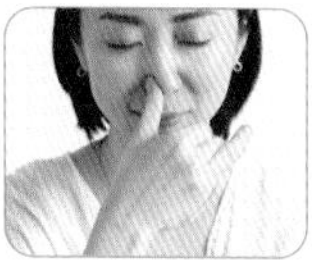

1 右手の親指で右鼻腔を閉じ、左鼻腔から６秒吸う。
2 両鼻腔を軽く閉じ、12秒息を止める。

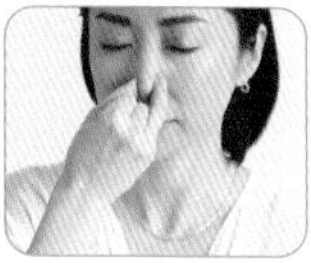

3 左鼻腔は閉じたまま右鼻腔から12秒吐く。吐ききったら右鼻腔から６秒吸う。

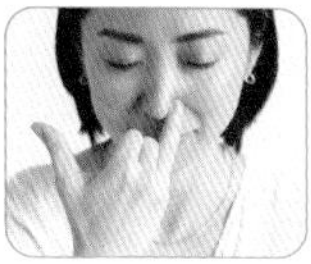

4 両鼻腔を軽く閉じ、12秒息を止める。
5 左鼻腔を開け、ゆっくりと12秒吐く。

１～５までが１セット。息を深く吸い、ゆっくり吐き出しましょう。

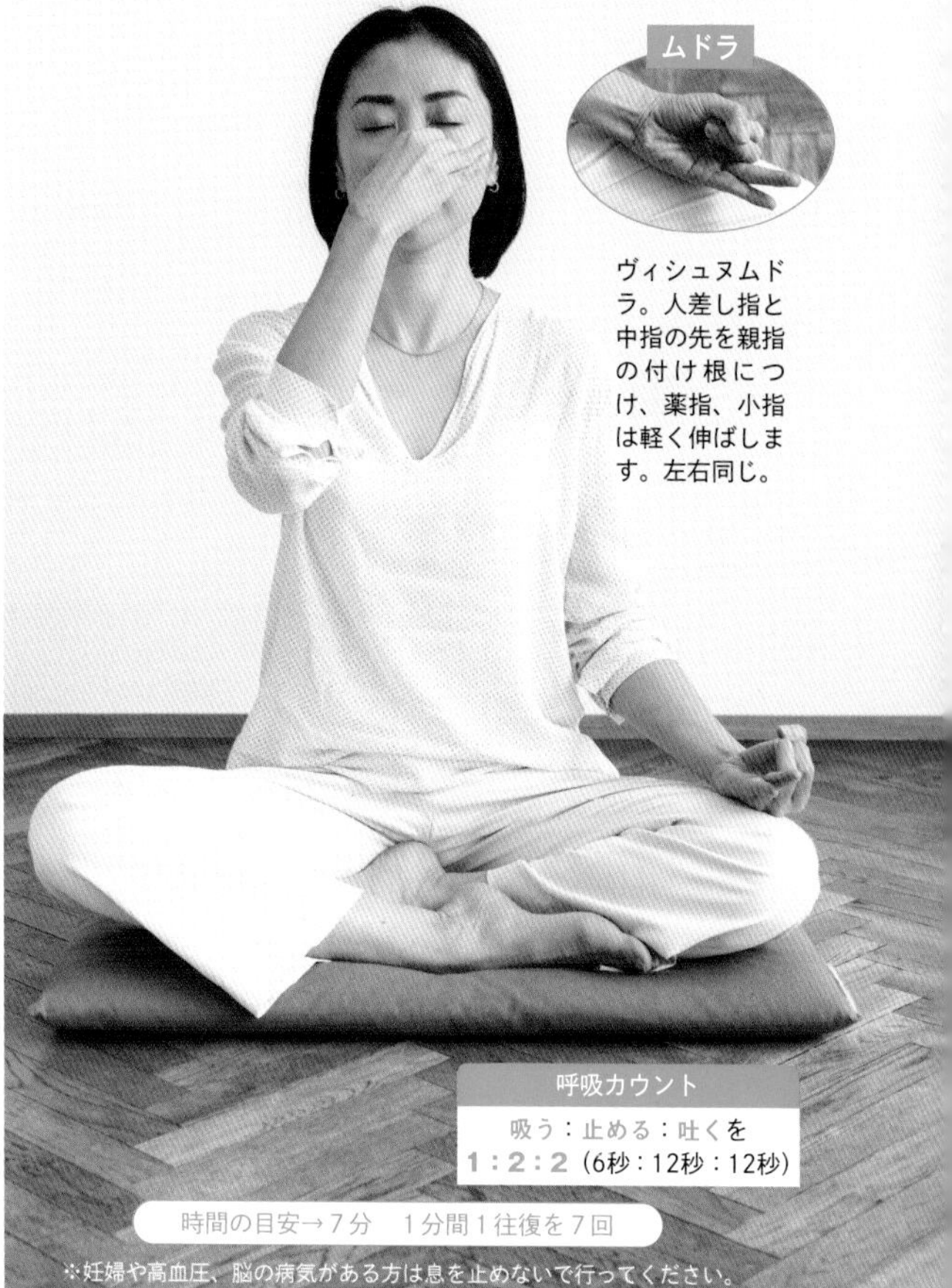

ムドラ

ヴィシュヌムドラ。人差し指と中指の先を親指の付け根につけ、薬指、小指は軽く伸ばします。左右同じ。

呼吸カウント

吸う：止める：吐くを
1：2：2（6秒：12秒：12秒）

時間の目安→７分　１分間１往復を７回

※妊婦や高血圧、脳の病気がある方は息を止めないで行ってください。

黒感情を溜めない身体の整え方

瞑想で心を整え、ヨガで身体の巡りをよくし、不調がなくなればマインドも自然とポジティブになります。瞑想前や家事やオフィスの隙間時間に手軽にできるニーマルヨガを習慣にして、黒感情を予防しましょう。

チェストエクスパンション

胸を開き肩甲骨を動かして、
ポジティブなマインドに

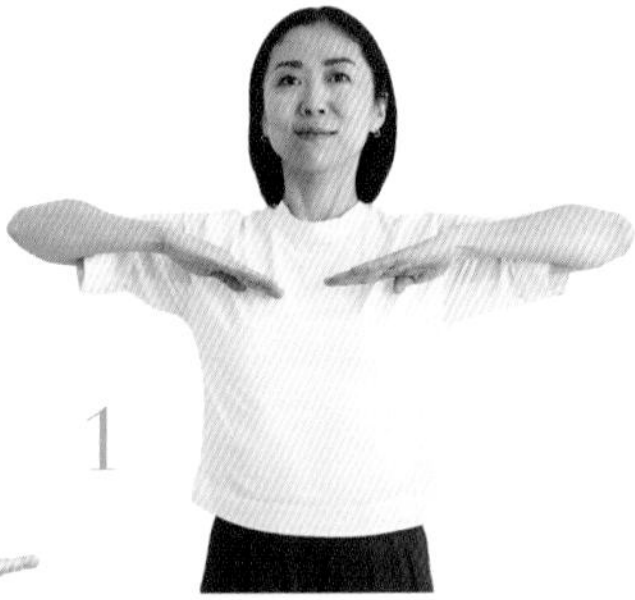

1

両手のひらを下に向け胸の前に置きます。鼻から息を吸います。

7回×10セット行う。

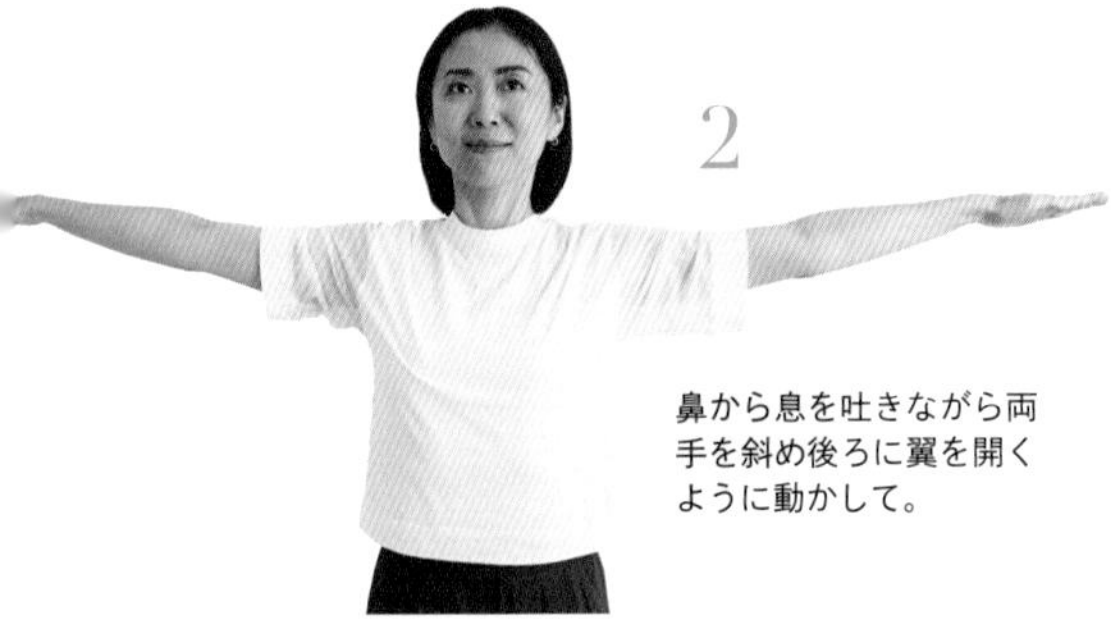

2

鼻から息を吐きながら両手を斜め後ろに翼を開くように動かして。

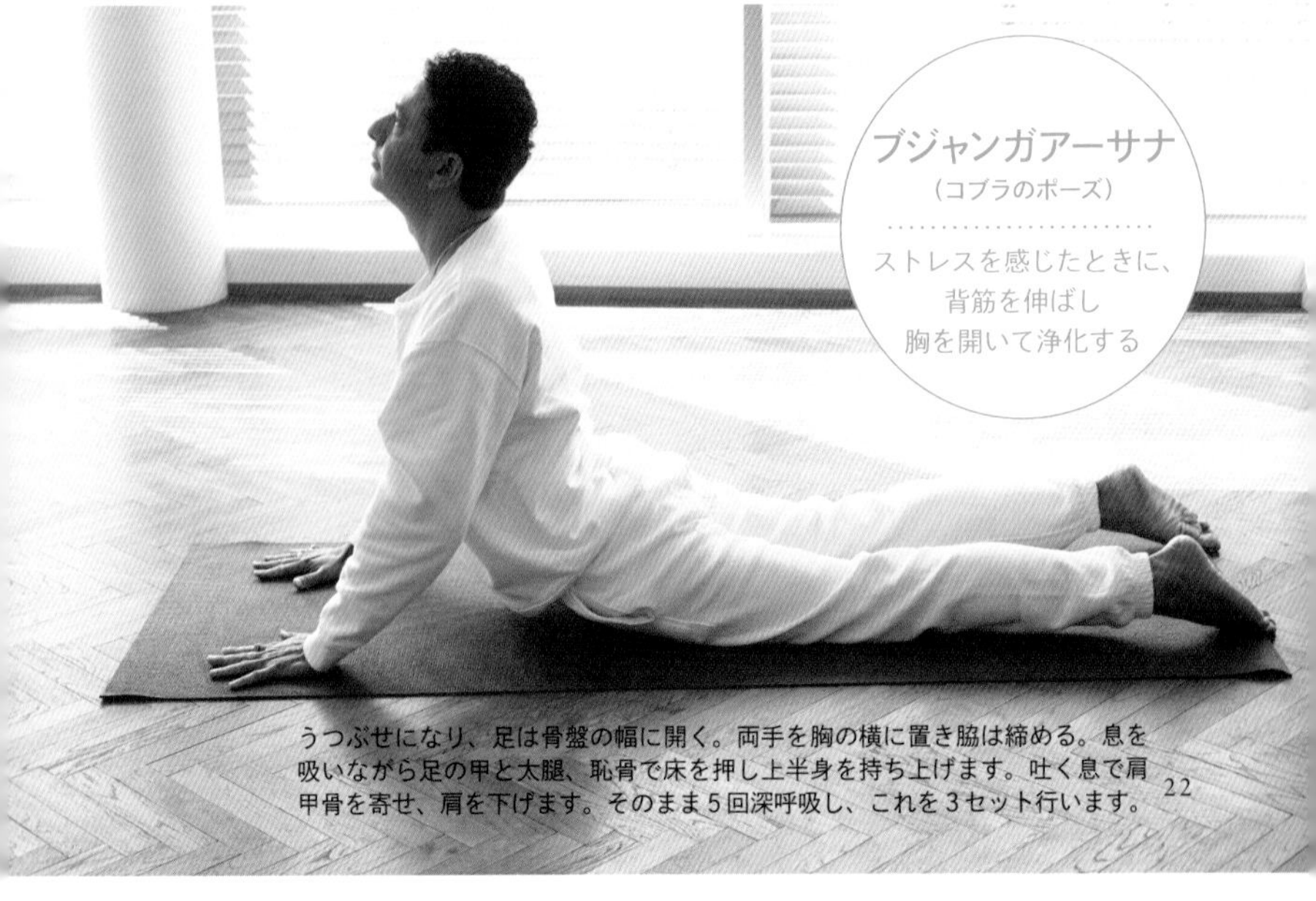

ブジャンガアーサナ
(コブラのポーズ)

ストレスを感じたときに、
背筋を伸ばし
胸を開いて浄化する

うつぶせになり、足は骨盤の幅に開く。両手を胸の横に置き脇は締める。息を吸いながら足の甲と太腿、恥骨で床を押し上半身を持ち上げます。吐く息で肩甲骨を寄せ、肩を下げます。そのまま5回深呼吸し、これを3セット行います。

アームスローテーション

腕と肩甲骨を動かして、
脳と五感を活性化

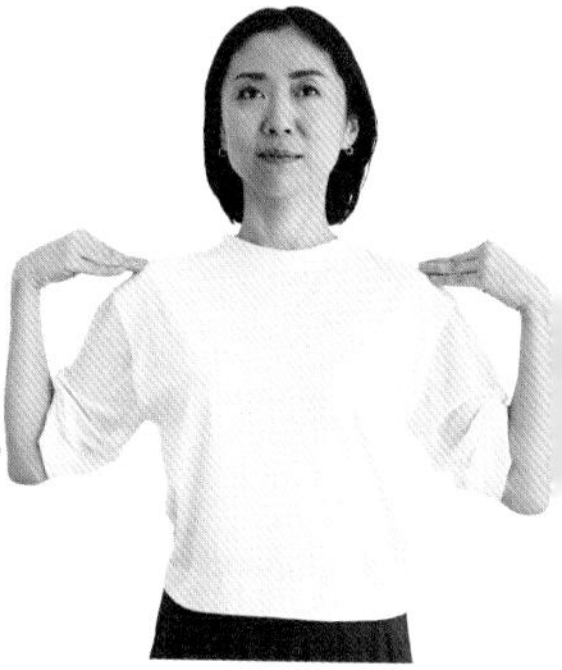

1

両手の指先を
肩に置きます。

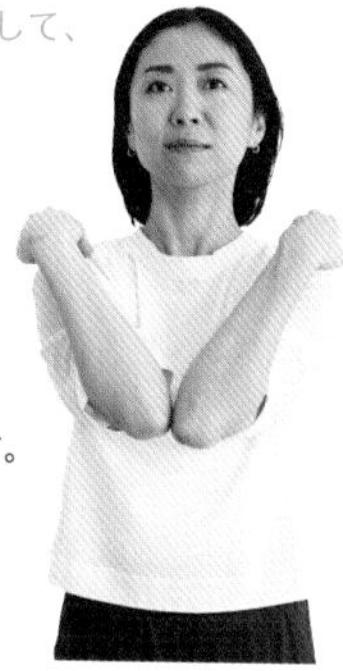

2

肘と肘をつけます。

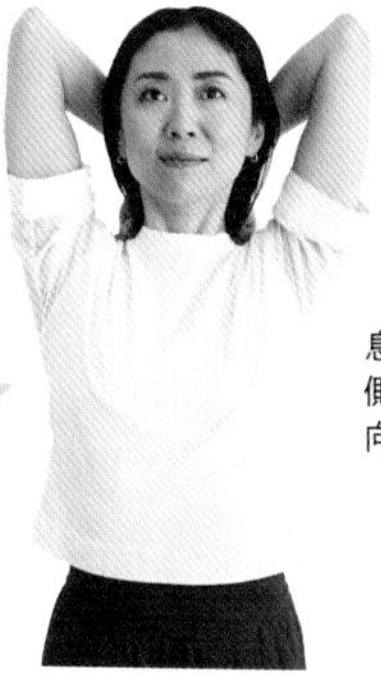

3

息を吸いながら内
側から肘を天井に
向けます。

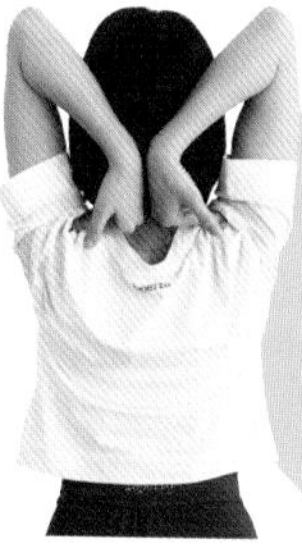

Back

肩甲骨が動くのを意識
して、息を吐きながら、
肘をおろします。5回
内側から回したら、次
は外側から5回同様に
回します。

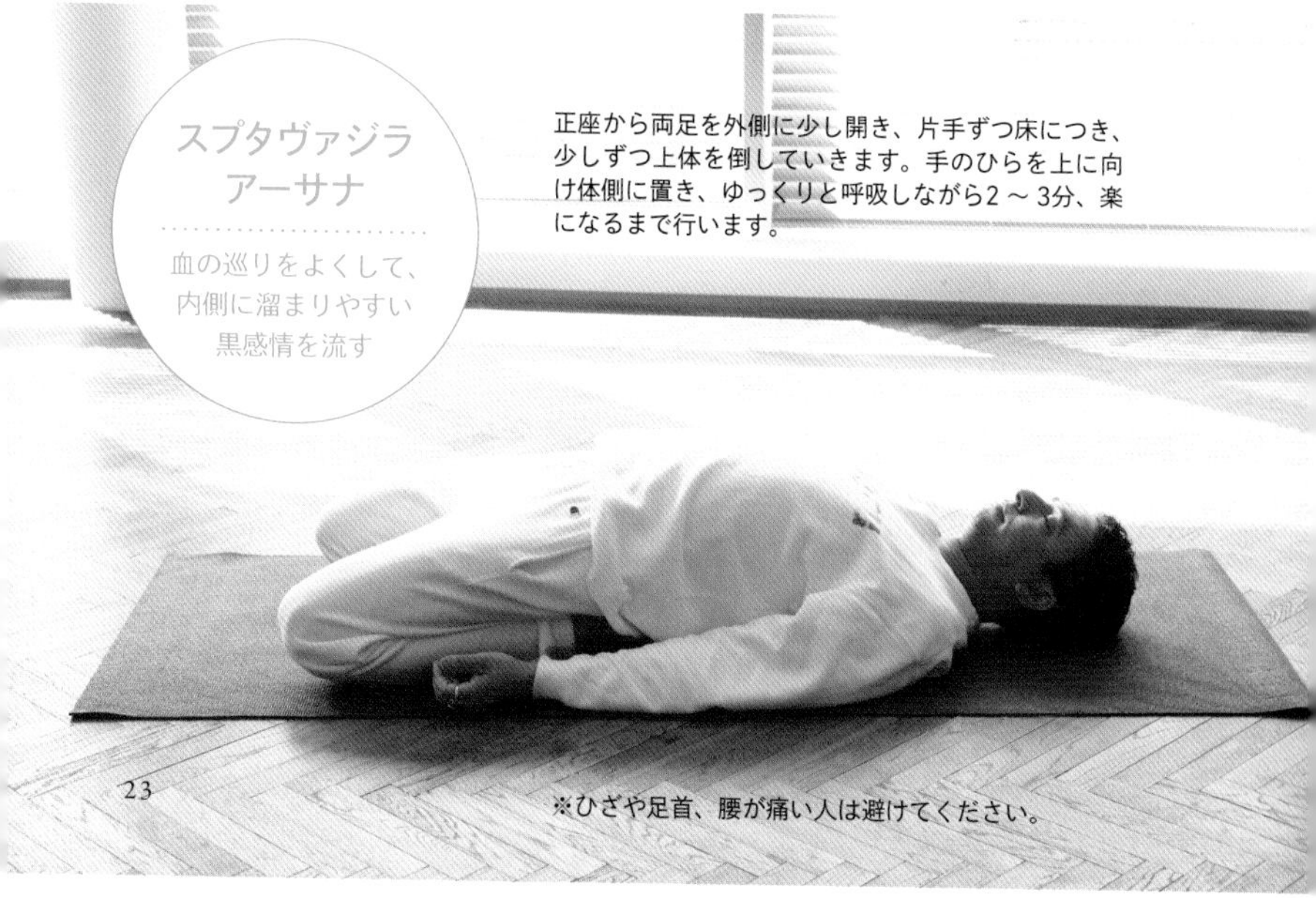

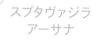

スプタヴァジラ アーサナ

血の巡りをよくして、
内側に溜まりやすい
黒感情を流す

正座から両足を外側に少し開き、片手ずつ床につき、少しずつ上体を倒していきます。手のひらを上に向け体側に置き、ゆっくりと呼吸しながら2 ～ 3分、楽になるまで行います。

※ひざや足首、腰が痛い人は避けてください。

すぐに実践できる瞑想スタイル

日常生活で行いやすいのが「椅子に座る」「横になる」の２つの瞑想スタイルです。まずは自分のライフスタイルに合わせて気軽に取り入れて、瞑想を習慣化していきましょう。

sitting style

あぐらをかけない方、またオフィスにいるときや移動中に瞑想をしたい場合、椅子に座って行います。ほとんどの瞑想がこのスタイルで応用できます。18-19ページの基本の姿勢と合わせ、以下のチェックポイントを読み、行ってみてください。

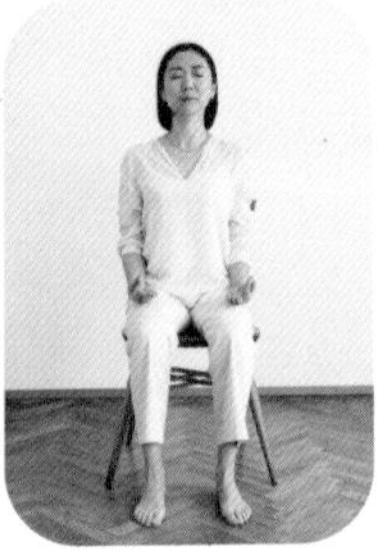

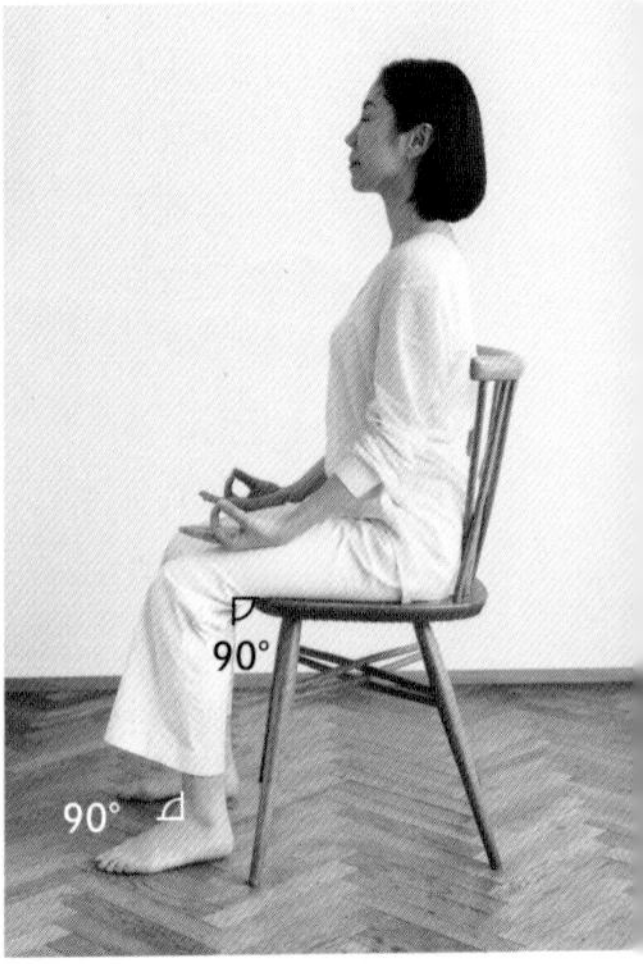

check

・背もたれを使わずに座り、骨盤を立て背筋を伸ばす。
・両足は骨盤幅に開き、足首と甲の角度は90度を保つ。
・つま先はまっすぐ置き、足の裏全面はしっかり床につける。

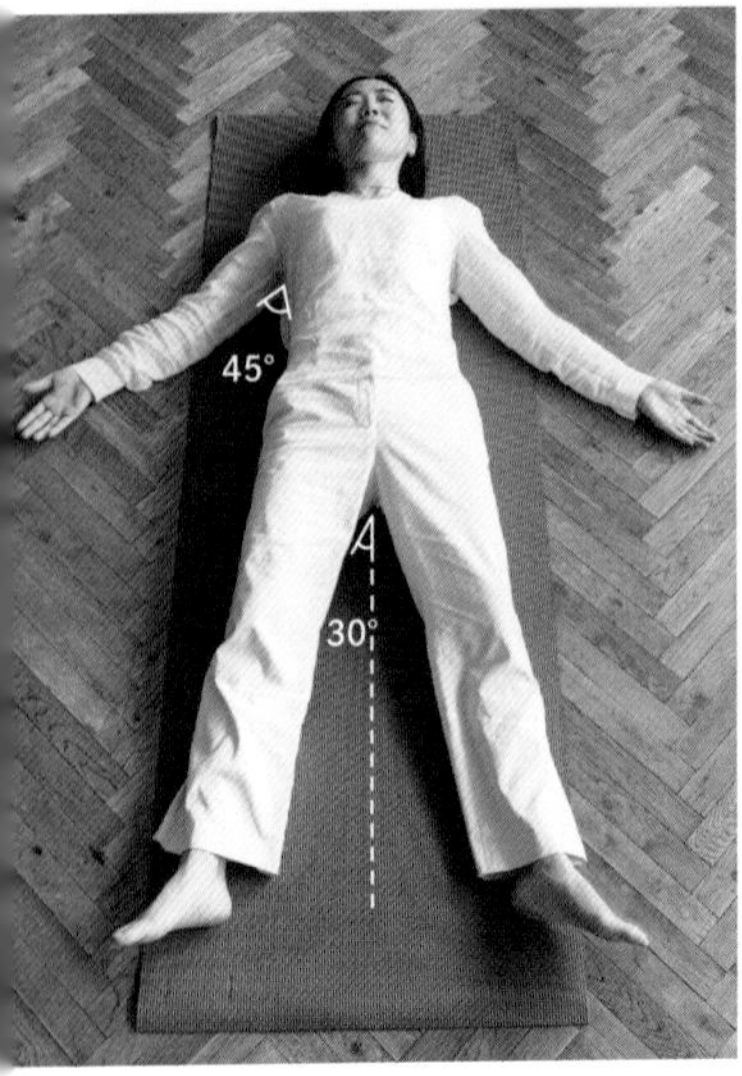

lay down style

青空瞑想、ヨガのシャバアーサナの基本のスタイルです。睡眠前に行うとストレスや緊張をとり、心を穏やかにします。寝具以外の硬い床の上で行います。仰向けで、息を深く吸い、左足を伸ばし、ふーっと吐きながら左足の力を抜きます。この呼吸を右足、左腕、右腕、背中、頭まで同様に行い全身脱力します。終了後は右側を下にして、ゆっくり起き上がります。

check

・仰向けになり、脇の下を45度（こぶし1個分）に開く。
・手のひらを天井に向け、肩の力を抜き、
　あごを軽く引いて目を閉じる。
・両脚を30度ずつ（マット幅くらい）に開く。

Meditation Column

瞑想を学ぶことは、自然を学ぶこと

かつて私たちは大自然に寄り添い、その恩恵に感謝し、畏敬《いけい》の念を抱きながら暮らしていました。

時は流れ、私たちは文明の力を使いこなすことを覚えます。便利で快適な暮らしは人間の身体や感性を甘やかし、私たちが自然の一部であることを忘れさせてしまいます。

近年、大きな問題になっている、環境破壊や温暖化は、まさに、そうした人間が作り出したエゴの遺産です。

瞑想を学び始めると本来の自分に出会うことができ、ものごとの本質が見えるようになります。その中で、あらためて人間やすべての生物が生かされていることに気づき、地球と自然の大きな力に感謝の気持ちが生まれます。

自然は私たちに、いつもポジティブなエネルギーを与えてくれます。新鮮な酸素や水、豊かな食材を与え、不要になった二酸化炭素や排出物などのネガティブなものを吸収してくれます。すべてを循環させていく、偉大な力が自然にはあります。

心を占めていた悩みや問題も、大自然の中に身を置くと、とても小さなことに思えてきます。大きな視野を持つと、小さな問題は消えていきます。

瞑想を通して、私たちは自然の一部であることを再認識します。朝の瞑想で自然からエネルギーをいただき、夜の瞑想で自然に感謝のお返しをする。

自然への感謝の気持ちは、黒感情やエゴをきれいに洗い流してくれます。

瞑想の効果

瞑想の効果は身体、心、生き方など、さまざまなところで得られます。最もよく知られているのが集中力を高めること、仕事のパフォーマンスを上げること、マインドをポジティブに保つことです。

さらに、近年、注目されているのが瞑想によるストレスマネージメントです。フィジカル（身体）に作用するストレスと、メンタルに作用するストレスがありますが、瞑想はそのどちらにも働きかけます。

フィジカル面では、血圧や心臓の働きを整え、動脈硬化や脳梗塞を予防することが最近の研究で報告されています。一方、メンタル面では気づきを高め、ネガティブになりやすい心のバランスを整えます。突然訪れるパニック障害（パニック症）や不安障害などに対しては、医療的にも効果があることはすでに認められています。ストレスはすべての病気の始まりとなるもの。瞑想を習慣にしてストレスをコントロールできるようになれば、予防効果が期待できます。

たとえば、気持ちが焦っていたり、ストレスを感じていたりするときは「心を整える3分瞑想」を実践してみてください。深い呼吸を3分するだけで、心が落ち着いてきます。ネガティブな感情が湧いてきたり、気持ちが不安定になったときは「心を洗う10分瞑想」を行いましょう。心に重く広がっていたネガティブな黒感情が洗い流されると新たなスペースが生まれ、ポジティブなエネルギーで満たされていきます。こうした瞑想で得た力により、最終的に「楽な身体、静かなマインド、安定した心」へと導かれていきます。

瞑想による効果はどのくらい続けたらわかるのでしょう、と訊かれますが、これには個人差があります。生徒さんによっては、初めて瞑想を体験した人や今までマインドをリラックスさせる方法がわからなかったという人でも、深く集中することができさえすれば1回の瞑想で気づきや変化を感じられます。ある研究では瞑想を7週間続けると脳は変容してくると言われていますが*、いずれにしても瞑想は継続していくことが大事です。

*出典：https://buddhism.stackexchange.com/questions/24770/thoughts-and-meditation（29ページも）

瞑想が脳波にもたらす効果

瞑想を習慣化していくと、脳波をコントロールできるようになります。人間の脳波にはストレスを感じると出るガンマ波、そしてベータ波、アルファ波、シータ波、デルタ波の5つの種類があります。脳は常に状況に応じて、いずれかの脳波を出しています。

私たちが日常生活を送っているときの脳波はベータ波です。よく耳にするアルファ波は、リラックスしているときに出される脳波です。瞑想をするときはまず、呼吸法によって日常脳波のベータ波からアルファ波へと切り替えます。アルファ波には脳と身体を休め、ストレスを静める効果があり、瞑想によって量を増やすことができます（左図参照）。

アルファ波から、さらに深い状態に入ると脳波はシータ波へと切り替わります。これは一種のトランス状態で、瞑想の熟練者だけが出すことのできる脳波です。デルタ波は無意識の瞑想と言われる、深い眠りのときに出ます。

瞑想によってそのときどきに応じた脳波を出せるようになると、良質な睡眠を得ることができたり、集中力や記憶力を高めたり、パフォーマンス向上へ役立てることができます。

人間の脳波のグラフ

糸のように1本に伸ばしてみると、下に行くほど短い。無駄がなくストレスがない状態に。

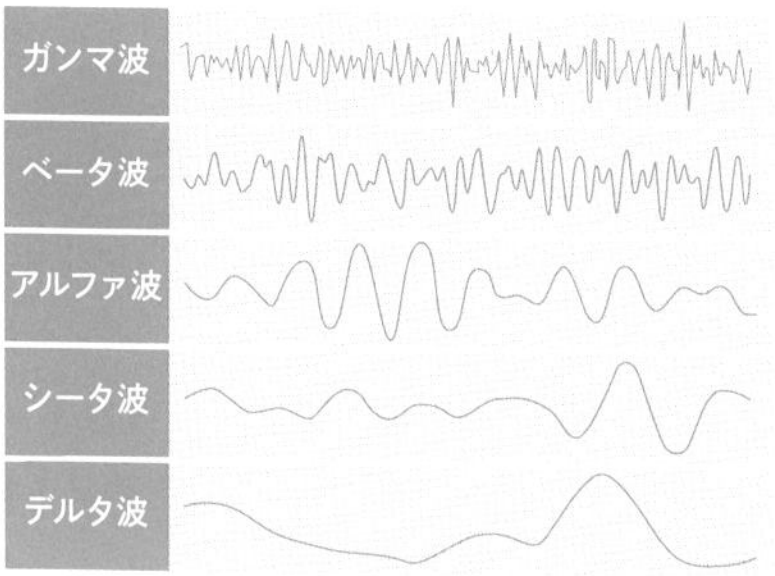

瞑想状態の脳

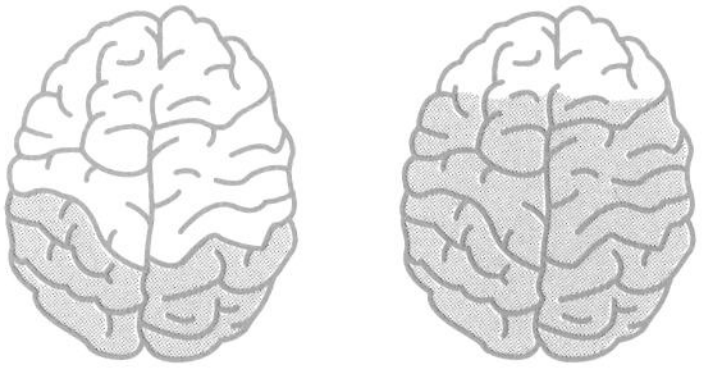

瞑想の練習が6か月未満の脳のアルファ波量

瞑想の練習を3年以上続けている脳のアルファ波量

※グレー部分がアルファ波量

瞑想を続けることで、自分が変わります

どんなに素晴らしい瞑想でも、続けなければ効果は得られません。私は30年間さまざまな国で瞑想を教えてきましたが、習慣化することの難しさはどの国の人も同じでした。

原因のひとつが、「自分の生活が忙しすぎる」と思い込んでいる人が多いことです。日々の仕事や時間に追われはじめると気持ちが焦り、瞑想をしていても雑念ばかりが浮かび集中できず、次第にやらなくなってしまいます。

でも、瞑想はこういう人にこそ必要であり、続けていただきたいものなのです。1回でも効果を実感すれば、「その素晴らしさを継続したい」と瞑想を続けていけるのですが、効果を感じにくい人は途中でやめてしまう傾向にあります。瞑想はマインドの筋トレです。今すぐ効果を感じられなくても、人生観や価値観、生き方が変わってきます。

Something is better than nothing.

何もしないより、呼吸だけでもするのがよい。

では、続けるにはどうしたらいいか。

忙しくて時間のないときは1分でもいいので、ゆっくり深く呼吸してみましょう。何もしないよりは、呼吸だけでもいいのです。これを「今日1日の自分の瞑想」と考えると精神的にも落ち着き、挫折感に陥らず、ポジティブな気持ちになれます。

また、瞑想をする時間帯を決めて、ルーティン化してみるのもいいでしょう。時間帯も、自身のライフスタイルに合わせて選んでください。瞑想するときは一人静かに過ごせる場所で行いましょう。

私の場合は、朝はシャワーを浴び、瞑想服に着替えて身支度をすませ、瞑想のルーティンを終えてから1日を始めるようにしています。夜は帰宅後、夕飯前にシャワーを浴び瞑想服に着替え行います。特に夜は仕事モードのマインドがリセットされ、疲れもとれて子供たちと元気に過ごすことができます。

忙しいときこそ音声ナビで手軽にできる、「心を整える3分瞑想」や「心を洗う10分瞑想」をどうぞ。

今の時代に合わせて考えたニーマルメソッドは、プロセスが定まっているから続けやすい

瞑想が続けられないもうひとつの理由は、古の時代に生まれた瞑想が現代のライフスタイルにフィットしにくいという点にもあるのではないでしょうか。ニーマルメソッドは、今の時代に合わせた継続しやすい瞑想法を提案しています。また、瞑想には科学的な根拠もあり、効果を得るにはプロセスを踏んで行うことがとても大事です。

瞑想はある意味山登りのようなものです。山頂である目的に向かっていくわけですが、知らない山をガイドなしで登るとどうなるでしょう？　自力でも登れないことはありませんが、道を間違えたり危険な目にあったり、辛くなって途中で諦めてしまうこともありますよね。

道に迷わないためにも慣れるまでは、ちゃんとしたガイドである先生に教えてもらうことをおすすめします。

瞑想を習慣化するまでは、独学ではなかなか難しいものです。ニーマルメソッドでは、瞑想の一連のプロセスを「身体」「マインド」「魂」の3つのステップで学んでいきます。段階を踏むことで瞑想の効果がさらに感じやすくなり、これが継続のモチベーションにもつながります。

この本は、瞑想道の入門編となる最初の1冊です。黒感情を洗い流し、ポジティブなマインドを保つ方法を、初めての人にもわかりやすく紹介しています。第3章の10分瞑想と3分瞑想の音声ナビの言葉を書き記しました。音声を聞きながら実践することで、よりリアルに瞑想を体験できます。

〝ニーマル〟という言葉は、サンスクリット語でクリスタル、クリア、ピュアという意味です。瞑想によってネガティブな心の曇りを取り、クリアでピュアな状態へと導く、という意味を込めて。

瞑想で本来の自分に〈3段階の進化〉

step 1

しおれた心と身体をまず整える

今の心と身体の状態

・ネガティブな思考になりやすい。
・気づきがない。
・ストレスフルで心身ともに疲れている。
・無意識の行動が多い。

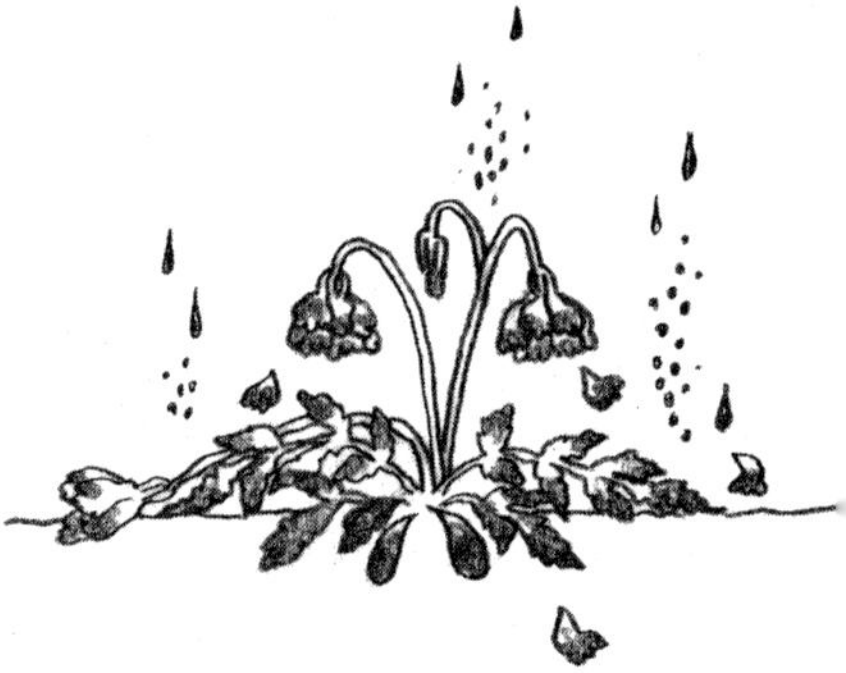

だからこうしましょう

・マインドフルネスを意識する
「今、ここ」で起こっていることに気づきをむける。
・心の状態と身体の状態はつながっていると気づく。
・雑念を手放し、「今の瞬間」に意識を向ける。

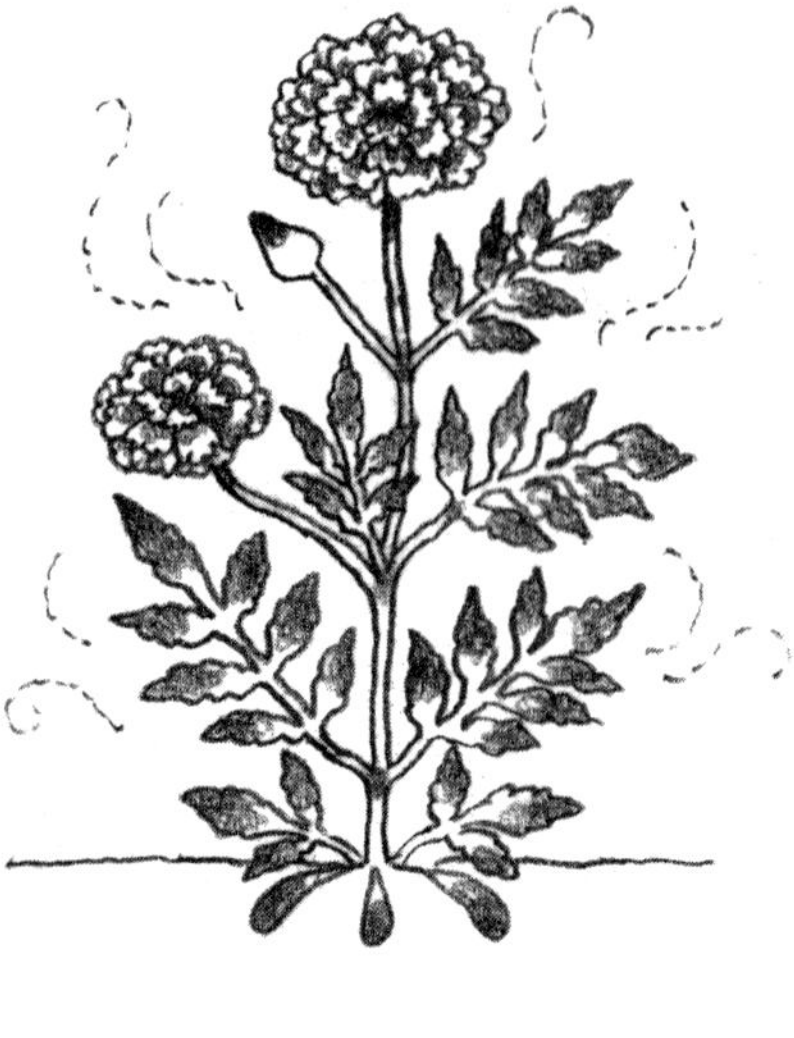

step 2

マインド、思考、意識の違いを知る

今の心と身体の状態

・睡眠が深く、目覚めがいい。
・気づきやチョイスが生まれる。
・満足感や感謝の気持ちが強くなる。

step 3

本来の自分（魂）に戻る

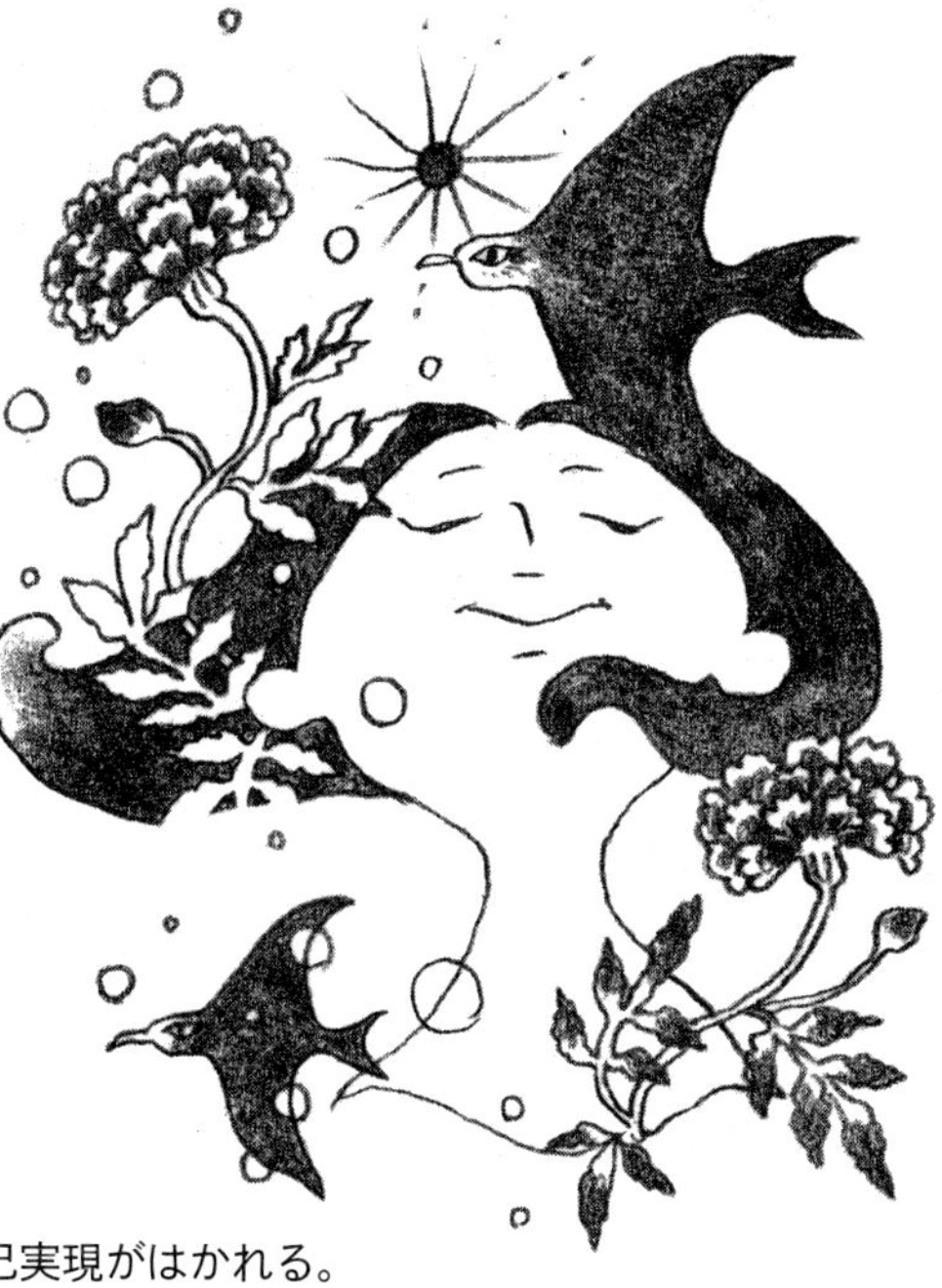

今の心と身体の状態

・心身が穏やかに楽になる。
・自然の偉大さを理解する。
・すべてはひとつ、ワンネスの意識が生まれる。

そしてこうなります

・本質を見抜く力が生まれる。
・自分が生まれた意味を知り自己実現がはかれる。
・自然と人間の関係を理解する。

これを意識しましょう

・ポジティブなマインドは努力しないと得られず、ネガティブなマインドは自然の状態。（46ページ参照）
・思考がマインドをコントロールする。
・意識はマインド、知性、エゴの集合体。

マインドフルネスと瞑想の関係

ここ数年、マインドフルネスという言葉をよく耳にするようになりました。よく生徒さんからもマインドフルネスと瞑想の違いについて質問を受けます。ニーマルメソッドではマインドフルネスは瞑想の一部、瞑想を深めるための準備段階に行うものとして考えています。

マインドフルネスとは、マインドが「今、ここ」という瞬間に集中している状態のことをいいます。私たちは気持ちに余裕がなくなったり、時間に追われていたりすると、つい過去や未来のことに捉われ、意識が散漫になってしまいます。マインドフルネスで五感を使い、今自分が行っていることに全意識を集中させると脳が活性化され、マインドのバランスを整えることができます。

一方、目を閉じて行う瞑想は、座って呼吸や自分の内側に意識を集中させ、マインドフルネスを超越することを目的としています。

ヨギー（ヨガ賢者）の多くは、一日中マインドフルネスを行いながら動き、常に瞑想に入りやすい状態に整えています。たとえば、彼らは、今、自分がどういう場所にいて、誰とミーティングをして何を話しているか、ということひとつひとつに集中し、意識を向けています。

一見疲れそうですが、マインドフルネスの状態は脳を活性化し、脳への負担も軽減します。いちばん疲れるのは、過去や未来のことを考えることです。たとえば、あなたは今、走行中の車に乗っているとします。車の窓から、目の前に広がる景色を見るのは楽しいし疲れませんが、もっと先の景色が見たくなったり、あるいは、すでに通り越した景色を見たいと思ったりしたときに、脳はストレスを感じてしまいます。

ヨギーのようにマインドフルネスを日常的に行えるようになると集中力もアップし、瞑想にもっと深く入れるようになります。

ニーマルメソッドが、マインドフルネスを瞑想のウォーミングアップとして考える理由はここにあります。

深い呼吸は病気を予防し、健康な人生へと導いてくれます

呼吸は生きていく上では欠かせないものですが、瞑想をする上でも大きな役割を持っています。

私たち人間は1日に3万回近くも呼吸を繰り返していますが、そのスピードや深さは、時間帯や心の状態によって微妙に変わっています。

リラックスして落ち着いているときは、深くゆっくりとした呼吸をしていますが、イライラしていたり、気持ちが焦っているとき、ストレスを抱えているときは、知らず知らずのうちに呼吸が早く、浅くなっています。

呼吸の状態を見れば、今のあなたの心の状態が自然と分かってきます。

呼吸が浅くなっているな、と気づいたときは、ゆっくりと深い呼吸を繰り返してみてください。呼吸に意識を向けると、新鮮な空気とともにプラーナ（エ

Your breath is your identity.

呼吸はあなたのアイデンティティ。

ネルギー・116ページ）を身体の隅々にまで取り込むことができるようになります。今まで心や身体を重くしていたネガティブな感情が消え、心の静寂を取り戻すことができます。

意識を持って行う呼吸は、最も効果を感じやすい瞑想のひとつです。逆に無意識の呼吸は、栄養のないご飯を食べているようなものです。

呼吸は生きている限り続いていきます。せっかくだったら、おいしくて栄養のある呼吸をニーマルメソッドで取り入れてください。

呼吸のエネルギーを高めるコツは、とてもシンプル。ひとつひとつの呼吸に意識を向け、丁寧に行うだけです。

「心を整える3分瞑想」（90ページ）は、そんな呼吸の力を私自身も体験し、みなさまにシェアしたいと思った瞑想です。忙しい人や瞑想を続けることができなかった人こそ試してみてください。

わずか3分でも毎日続ければ、確実に変化を感じることができるでしょう。

瞑想の効果がさらに上がる、2つの呼吸法

ニーマルメソッドのいちばんの特徴は、脳を瞑想に入りやすい状態に整える2つの呼吸法にあります。

瞑想は、いきなり座って目を閉じればできるものではありません。特にビギナーは、日常のたかぶっていた脳波を、リラックスできる状態に整えてから行うことが大事です。

まず、瞑想の準備呼吸として行ってほしいのが、「ソーハム呼吸」（20ページ）です。この呼吸法は、脳波を通常のベータ波からアルファ波へと切り替えるのが目的です。最初は吐く息も吸う息も5〜7秒の長さで意識し、吸うときに「ソー」、吐くときに「ハム」と心の中で唱えます。

高いリラックス効果が得られるソーハム呼吸は、会社や外出先などで緊張や

ストレスを和らげたいときにも手軽に行えます。その際は椅子に座り、目は開けたままで、意識を呼吸に集中させるだけでOKです。

もうひとつは、片方ずつ鼻腔を押さえながら行う「片鼻呼吸（ナーディショーダナ）」（21ページ）です。

この呼吸で左右の脳バランスが整い、瞑想に入りやすくなります。瞑想中の眠気や雑念も取り払ってくれます。同時に、左右の鼻の通りのバランスも整え、鼻腔の中心を通るスシュムナと呼ばれる神経を活性化し、集中力を高める働きもあります。

頭がスッキリとクリアになるので、仕事前やランチ後に取り入れてみるのもいいでしょう。

どちらの呼吸も7分間を目安に行いますが、どちらかひとつ取り入れるだけでも瞑想後の変化、効果が感じられるでしょう。

「心を洗う10分瞑想」（60ページ〜）をはじめ、あらゆる瞑想の準備呼吸として活用し、瞑想の力を底上げしてください。

よりよい人生のための気づきとチョイスが生まれる

たとえば、「ストレスのせいかジャンクフードに手がのび、気づいたらチップスを1袋完食。食べすぎたことや自分のネガティブな行動を後悔し、罪悪感を抱いてしまう……」という経験を持っている人は多いのではないでしょうか。瞑想はこうしたネガティブのスパイラルを改善するのにも効果的です。

瞑想を始めると意識が向上し、自分や周りに対しての気づきが生まれるようになります。それまで無意識に行っていた行動にも意識が向くようになるからです。

まず最初に「今、自分はチップスを食べている」という気づきが生まれます。そうすると「もう半分食べたから、やめようかな」というチョイスが芽生え、選ぶことができるようになります。

そして、次にまた同じ状況に陥ったときは「途中でやめるなら最初から食べないほうがいいのかも」と思えるようになり、最終的には「こんなことをするなら、最初からストレスを溜めないようにしよう」という心境にまで辿りつきます。つまり、セルフコントロールをできるようになるわけです。その心のメカニズムは、本来は以下の3つのプロセスからなっています。

①喉が渇いていることに気づく→②水分を摂る必要があると考える→③飲み物を摂る（行動に移す）。

自分の内側に意識を向けていないと全ての行動は自動操縦モードに入り、無意識のうちに行われます。ほとんどの人が③の行動にいきなり入り、いつもの癖でジュースやコーヒーを選んでしまいます。①、②のプロセスを意識すればチョイスが生まれ、身体にいい水を選ぶことができます。それによって中毒性のあるものをやめることができます。

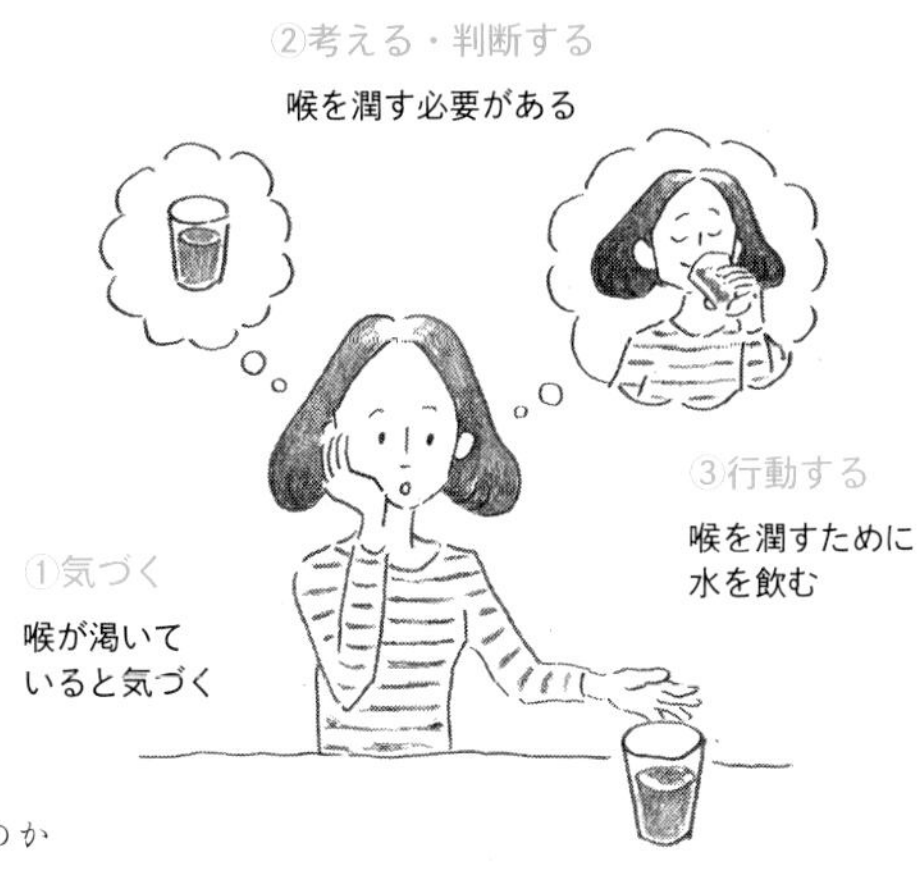
②考える・判断する
喉を潤す必要がある
③行動する
喉を潤すために
水を飲む
①気づく
喉が渇いて
いると気づく

Meditation Column

瞑想を習慣化する7つのコツ

瞑想がなかなか続かない、という人は以下を参考にしてみてください。
すべてでなくても、取り入れられるものから実践してみましょう。

1.
瞑想を行う目的を決める

心と身体の健康維持、集中力を高めるなど、私利私欲にならない目的設定をします。

2.
適した場所を選ぶ

特に初心者は瞑想に集中できるように、五元素（空、風、火、水、土）が感じられる場所で行う。（詳細104ページ）

3.
時間を決めて行う

理想は朝と夜。自分のライフスタイルに合わせて、ルーティン化しやすい時間帯を見つけましょう。（詳細54ページ）

4.
使いやすい道具や服装を揃える

正しい姿勢を保つためのクッションや座布団、瞑想に入りやすいコットン素材や白系の洋服を用意しましょう。（詳細104ページ）

5.
アプリや動画などを取り入れる

最初から一人で行うのは難しいもの。瞑想のタイマーアプリやニーマル先生が主催するsuwaruのHPやインスタなどもおすすめです。（プロフィール参照）

6.
ヨガやストレッチなどから始める

瞑想を深めるためには長く座れることが大事。瞑想前にヨガやストレッチで関節や身体をほぐしておくと集中しやすくなります。（詳細22～23ページ）

7.
自分に優しくなる

他人を気遣うように、自分にも優しく。我慢せずに自分の心の声に耳を傾けるようにしましょう。（詳細58ページ）

第 2 章

黒感情とは

黒感情はもともとあるもの、心の灯りをつけるのはあなた自身

黒感情やネガティブな感情は、人間なら皆持っているものです。それは、自然界では、夜がデフォルト（もともとあるもの）という考え方と一緒です。たとえば、夜になると部屋は暗くなります。明るくするには、電気のスイッチを探してオンにしなければなりません。わずかでも、そこには気づく意識と努力が必要です。

対して、太陽が沈んで暗くなるのは自然現象で、明るくする必要を感じなければ何もしなくてもいいわけです。人間の感情も、この現象と同じです。自然に任せていると私たちは誰でもネガティブになるようにできています。

大事なのは、

To be negative is natural. With effort we become positive.

ネガティブになろうとしなくても、なるものです。努力して、ポジティブになるのです。

「ネガティブになったときに自分の心の部屋の灯りをつけることができるか」

それとも、

「暗いままの部屋で過ごすのか」

ということです。

自分で灯りのスイッチを押すことができなくなると、ネガティブな感情が湧くことが多くなり、心の病にかかりやすくなってしまいます。

動物は暗闇で過ごせる能力や戦う力を自然から授かっています。私たち人間は知性と知識を授かっています。

暗闇はもともとあるもので、暗いところで過ごすのが難しいから先人たちは灯りを作ったのです。火を起こすのは人間の役割です。

瞑想はそれと同じで、自分の周りに灯りをつけるということなのです。

昔からの言い伝えに「自分をちゃんと見たいなら、鏡を洗いなさい」という言葉があります。本当の自分を見たいなら瞑想を通して自分を洗いなさい、つまり、黒感情を洗いなさい、ということなのです。

洗い流したいのは、5つの黒感情とネガティブな感情

ヴェーダ*的に見る黒感情は、大きく分けると以下の5つになります。

1「欲望」（lust）肉体的な快楽などを得るための欲。

2「怒り」（anger）日常的なことや、人間関係、仕事などで感じる怒り。

3「貪欲」（greed）現状のもので満足できない尽きることのない欲。

4「執着」（obsession）物質的なものを失うことを怖れる心が生み出すもの。

5「エゴ」（ego）自我。私利私欲や見返りを求める自分本位な気持ち。

この5つから、さらに細かい黒感情が生み出され、複雑になっていきます。

一方、現代人に多いのは以下のネガティブな感情です。

日常的に湧いてくるジェラシー、人と比べてしまう、自分を認めてあげられない、自分を責めてしまう、常に心配や不安を抱えてしまう、悪いニュースを

*ヴェーダ
人間と宇宙はひとつという考え方に基づいた、古代から伝わる生き方の指標となる伝承・文献。インドやヒマラヤ、アジア文化の源泉と言える重要な哲学。

探したり、悪いことを予測してしまう、問題が起こると人のせいにしてしまう、自分への評価や周りの目が気になる……。

また、ものごとをネガティブで始めると、ポジティブに向かうことは期待できません。それはネガティブ力の強いスパイラルに入ってしまうからです。

たとえば、手料理を人に食べてもらうとき、「あまりおいしくできませんでしたが」と言ってしまう人は要注意です。仮に、相手に褒められても「本当かな?」と、素直に喜べないからです。

また、ネガティブな感情は何度も繰り返し考えることで、さらに力を持ってしまいます。ネガティブな感情・黒感情は、宇宙に存在するブラックホールのように、すべてのものを引き寄せて溜め込んでしまう力があります。反対に白には、すべてを反射し、何ものをも寄せ付けない力があります。

マインドも同じです。瞑想で黒いものを拭き取って心を洗い流し、白く明るくすればポジティブな感情が強くなり、影響を受けにくくなります。

60ページから紹介する「心を洗う10分瞑想」で黒感情を洗い流しましょう。

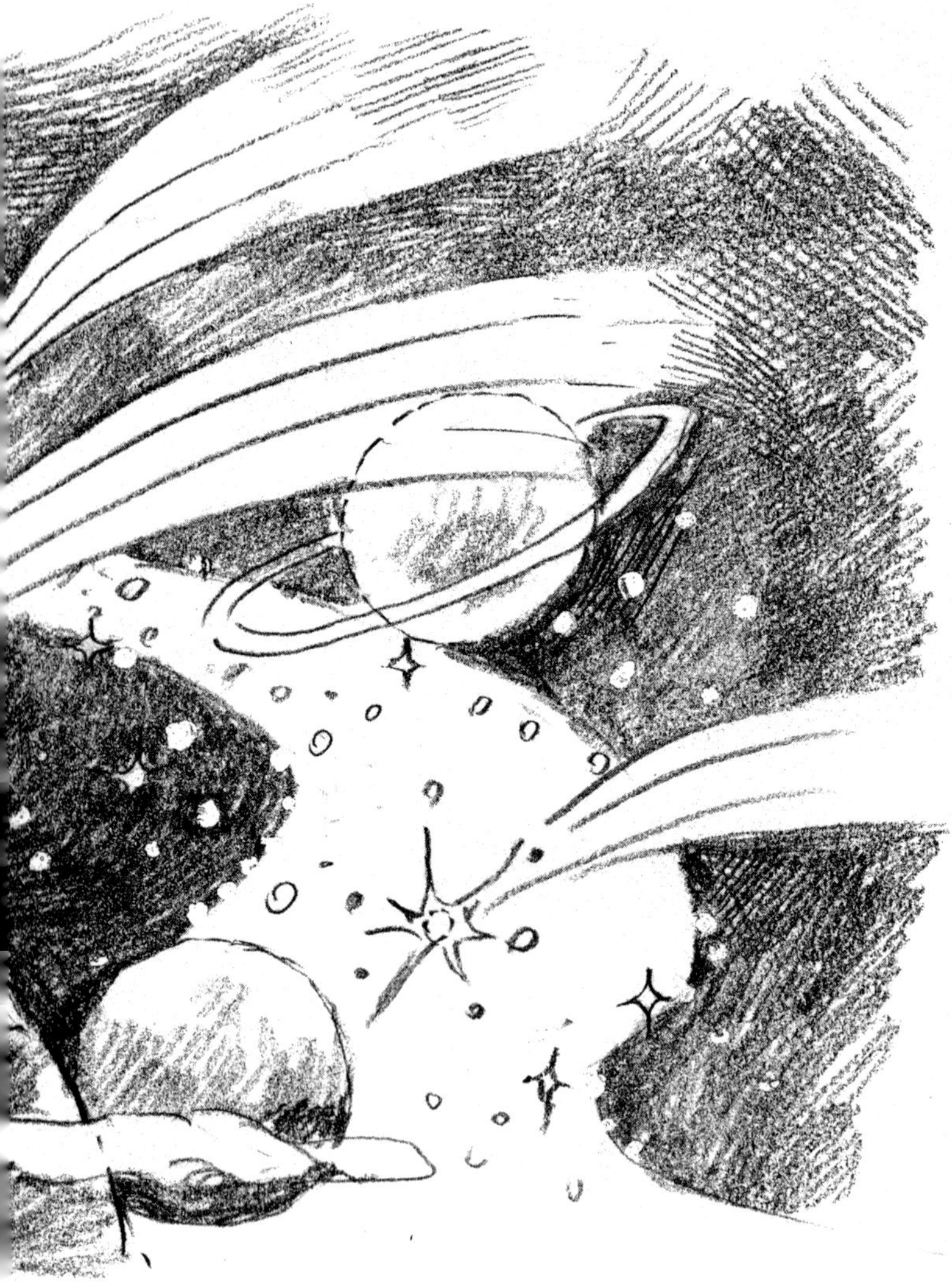

You don't get anything particular from meditation, however, you will be free from everything with meditation.

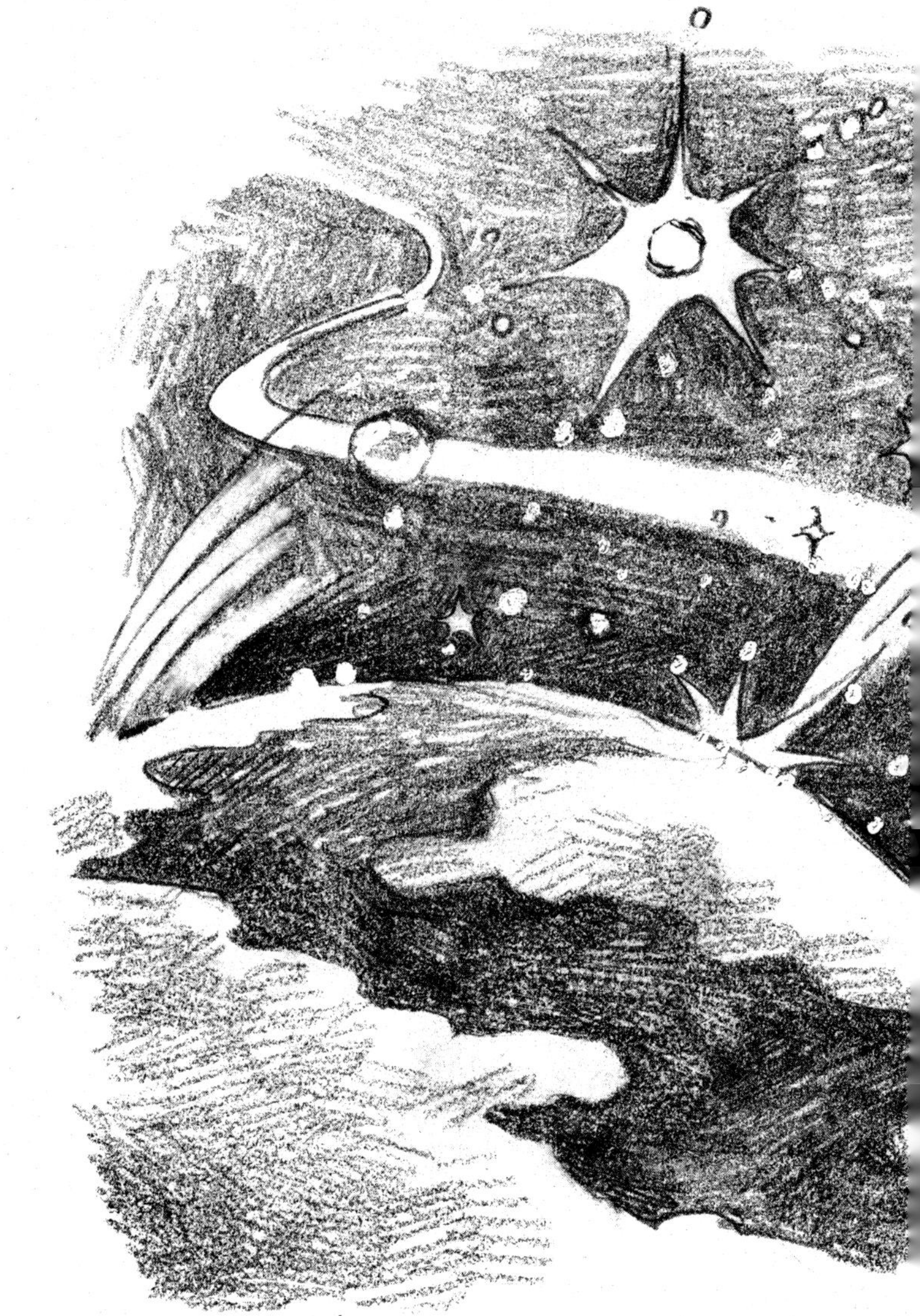

瞑想から何かを得るのではなく、瞑想ですべてのことから自由になれるのです。

毎日ゆっくりと毒を流し続けるスローポイズンとは

スローポイズンとは、毎日ゆっくりと体内に流されるストレスホルモンのことを言います。

私たちの身体はストレスを受けたときに、コルチゾールというホルモンを分泌します。このホルモンはストレスを受けると分泌量が増えるため、ストレスホルモンとも呼ばれています。コルチゾールは副腎皮質から分泌されるホルモンのひとつで、主な働きは、肝臓での糖新生、筋肉でのたんぱく質代謝、脂肪分解などの代謝の促進、抗炎症、免疫抑制などです。

コルチゾールの分泌は、ストレスから身を守ろうとして起きる現象です。そのため、瞬間的な量の増加なら問題はありません。たとえば、山道で熊に突然出会ってしまったアクシデントなら、一瞬の恐怖からダメージを受けたメンタルを効果的にケアしてくれます。

ところが、時間や情報に追われ続けるストレスフルな現代人には、〝スローポイズン〟となってしまうことがあります。会社や人間関係で常にストレスにさらされている私たちの感情は、ネガティブに傾きやすくなっているからです。ネガティブモードが続くと、脳の判断能力が低下し、誤作動を起こしてしまいます。本来は身体を守るためのコルチゾールが日常的に過剰分泌され、それが毒となってしまうのです。こうして作られたスローポイズンは、糖尿病や高血圧などの生活習慣病や、うつ病や不眠症などの原因を引き起こし、気づかぬうちに心身を蝕《むしば》んでいくことになります。

瞑想を続けていくと、脳波が整いやすくなり、リラックス効果のあるアルファ波の量が増えていくことも明らかになっています。また集中力や記憶力も上がっていきます。

近年、こうした瞑想の力は企業にも注目され、メンタルケアやパフォーマンスアップのために取り入れるところが増えてきています。

ルーティンを作ることで、身体と心をポジティブに！

マインドをポジティブに保つために効果的なのが、ルーティンを作ることです。1日の中で決まった時間にやるべきことを決めておくと、それだけでモチベーションとパフォーマンスが上がります。

私たちは仕事のときは、決められた時間にミーティングやアポイントを入れ、無意識のうちにルーティンで動いています。ですから仕事は順調にこなせる人が多いのです。ところが、仕事以外のこととなると、なんとなく拘束される気がするせいか、1日の行動をルーティン化している人は少ないようですね。

ルーティンの作り方は簡単です。食事や会社へ行く時間などを1つ決め、その前後にスケジュールを入れていくだけです。

たとえば、私の場合は、就寝時間を22時にすることから決めました。ここから逆算し、夕食は19時↓帰宅時間は18時↓仕事終了は17時半。勤務時間が短くならないように、今までの10時出社を9時30分に早め……、と1日のルーティンが完成していくわけです。もちろん、イレギュラーなことは、たまにあってもOKです。忙しいときこそルーティンを守り、それを続けていくと健康維持につながっていきます。

ポイントはマインドをルーティンに慣れさせることなのです。1日すべて自由時間にしてしまうと、時間に制限がないことで無駄な労力が多くなり、人間的なパフォーマンスも低くなってしまいます。

いつまでも好きなことをダラダラと続け、寝る時間が遅くなり、結果、不規則な生活を招き、健康を損ねてしまう。負のチェーンに陥りやすくなります。そうすると、自《おの》ずと気持ちもネガティブに傾きやすくなります。

タイムマネージメントという言葉がありますが、時間があなたをマネージするのではなく、あなたが時間をマネージするのです。1日24時間というのは、決まっているのですから。

マインドと食べ物はつながっています。ポジティブでいるためには、食事も大事

アーユルヴェーダでは身体とマインドを、サトヴィック（純質）、ラジャシック（激質）、タマシック（惰質）の３タイプで考えています。マインドと食べ物はつながっています。

サトヴィックは、マインドが安定しているポジティブな状態。食べ物でいえば、新鮮な野菜やフルーツ、旬の食材などでプラーナ（116ページ）が強いものです。

ラジャシックはマインドが不安定で、興奮している状態。食べ物の代表は唐辛子やニンニクなどの刺激物や肉類など。

タマシックは、マインドが怠惰で無知な状態。食べ物は鮮度を失ったものやジャンクフード、アルコールなど中毒性のあるものが多いです。

自分のマインドがクリアでピュアなときは、食事もサトヴィックなものを選

ぶことができます。逆に、ネガティブなマインドのときは、ラジャシックやタマシックのような食べ物を無意識に選んでしまいます。ストレスがあるときに甘いものや、ジャンクフードが食べたくなるように。みなさんは、「チョコレートやチップスなどを食べれば満足感が得られ、気持ちが楽になる」と言いますが、本来は逆なのです。そんなときは、サトヴィックである新鮮なフルーツや野菜を、ジャンクフードの代わりに意識的に食べてください。ネガティブだったマインドを、切り替えることができます。また、ストレスが多いときは、コルチゾールというホルモンが出ているので、食べたものを脂肪に変え太りやすくなっているのでご注意を。

瞑想を始めると、さまざまな気づきが生まれます。それによって、無意識に陥った負の連鎖を自分で断ち切ることができるようになります。

私たちの思考も身体も食べたもので作られています。新鮮なフルーツや野菜、旬の食材などプラーナが多く含まれるサトヴィックな食事を心がけてください。どんなに良質なものも、食べすぎは毒になります。食生活も見直してみましょう。

Meditation Column

黒感情を寄せつけない7か条

1 ポジティブなアファメーション（言葉）で1日をスタートする。

朝の言葉は大きな力を持っています。意識的に「私は健康で幸せです」「I am healthy and happy」「私はラッキー」「I am lucky」など、ポジティブな言葉を心の中で何度も唱えると、自分の中に力が生まれてきます。

2 自分に優しくできれば、相手にも優しい心が持てる。

まず自分に優しくできれば、瞑想を通じて自分の声を聞けるようになります。自然と人にも優しくできるようになり、ストレスや黒感情が溜まらなくなります。

3 ポジティブなマインドの友人と過ごす。

落ち込んだときは、サポートし合えるポジティブな友人と時間を過ごしましょう。ヨガ友や瞑想仲間ならベター。思考が上がりやる気を引き出してもらえます。

4 ルーティンを持つ。

規則正しい生活は、心と身体のリズムを整えポジティブにします。時間やスケジュールがある程度決まっているほうが、集中力や仕事のパフォーマンスが上がります。

5 運動習慣を身につける。

筋肉を動かすことで脳のバランスを整えるホルモンが分泌されます。ヨガや散歩、サイクリングなど、軽い運動をストレスなく、毎日続けることが大事です。

6 ポジティブなことを行動に移す。

ポジティブになるためには頭で考えるだけでなく、行動に移すことが大切です。たとえば、散歩が身体にいいとわかっていても、散歩という行動をとらない人は、好転していきません。

7 デジタルデトックスをする。

情報を常にインプットし続けると、脳内ホルモンが乱れ、脳の疲れの大きな原因となります。休日や平日の朝と夜はスマホやパソコンを見ないなど、デジタルデトックスタイムを決めると、脳がしっかり休まり、心が穏やかになります。

第3章

黒感情の解決法

10分瞑想　3分瞑想

日々の生活でネガティブな感情は溜まっていませんか？

「心を洗う10分瞑想」と「心を整える3分瞑想」で手を洗うように、心も洗ってポジティブな毎日に！

人はネガティブな感情を抱くのが当たり前。
怒りや不安などの負の感情は、自然と湧いてしまうもの。
そのことにがっかりしたり、罪悪感を抱くのではなく、
まずは、その感情を素直に受け入れましょう。

黒感情は、溜めずに洗い流してあげればいいのです。
毎日手を洗うように、毎日心を洗って磨く。
それがニーマルメソッドの瞑想です。

ここでは忙しくても毎日続けられる「心を洗う10分瞑想」と、
いつでもどこでも実践できる「心を整える3分瞑想」をお伝えします。
10分瞑想は、朝は1日のエネルギーをいただき、
夜は疲れや黒感情を洗う目的で行います。
また、3分瞑想は外出先でも手軽に行える呼吸瞑想です。
行ったあとに、私自身も十分な満足感が得られた2つの瞑想です。
心と身体が軽くなるから毎日続けたくなる、
そんなモチベーションにつながっていきます。
どちらも座って目を閉じるだけ。
私のナビゲーションを聴きながらトライすれば、
初めての人でも簡単に瞑想の世界を味わうことができます。
まずはこのメソッドで瞑想をあなたのものにしてください。

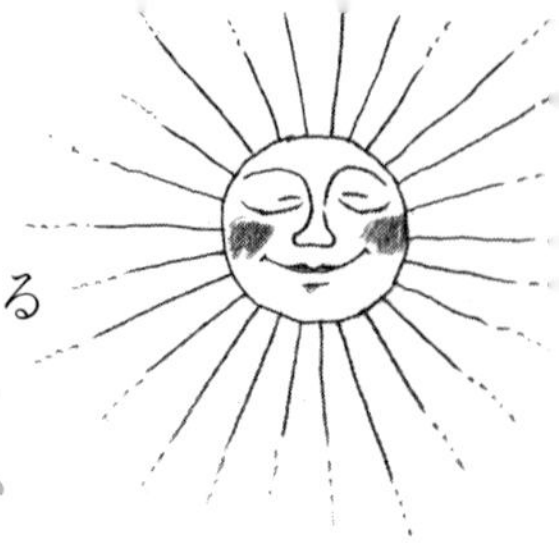

1日のエネルギーをチャージする

朝の10分瞑想

朝の瞑想は、洗顔や歯磨きなどの身支度を整えてから行います。たっぷりと朝の日差しが入る清潔な部屋で、北東を向いて座り、目を閉じます。寝室、ベッドやソファの上はNGです。

3つの効果

1

これから始まる1日のエネルギーをいただきます。

朝の瞑想は自然の神様を頭に描き、行います。「今日1日のために力をください」あるいは「I'm healthy & happy」など、呼吸に合わせて言葉を唱えると、その力がどんどん大きくなっていきます。

2

呼吸の力で細胞のひとつひとつが生まれ変わります。

神聖な朝の空気や光の中には新鮮なプラーナ（エネルギー）が満ちあふれています。瞑想中に呼吸に意識を向けることで、細胞ひとつひとつにそのエネルギーを届けることができます。細胞が活性化されると肌のコンディションや内臓の働き、新陳代謝がよくなっていきます。

3

マインドはポジティブになり、黒感情を寄せつけません。

瞑想で身体と心が整うと、ネガティブなマインドからポジティブなマインドへスイッチが入ります。軽く明るいマインドは、あらゆるものを反射し、自ずと黒感情を寄せつけなくなります。

心を洗う10分瞑想

MORNING STEP

❶ 背筋をまっすぐにして座る

↓

❷ プラーナムドラを作る

↓

❸ 目を閉じる

↓

❹ ボディ・モニタリング

↓

❺ ハートの扉を開ける

↓

❻ 呼吸（マインドを呼吸に集中）

↓

❼ 大自然をイメージし、祈る

↓

❽ 自然から力をいただく

↓

❾ 変化した自分に気づく

↓

❿ アファメーション（感謝の気持ちを伝える）

↓

⓫ 息を深く吸って、身体を緩める

↓

⓬ 手を２回こすり、顔や全身に手を当て、
目を開ける

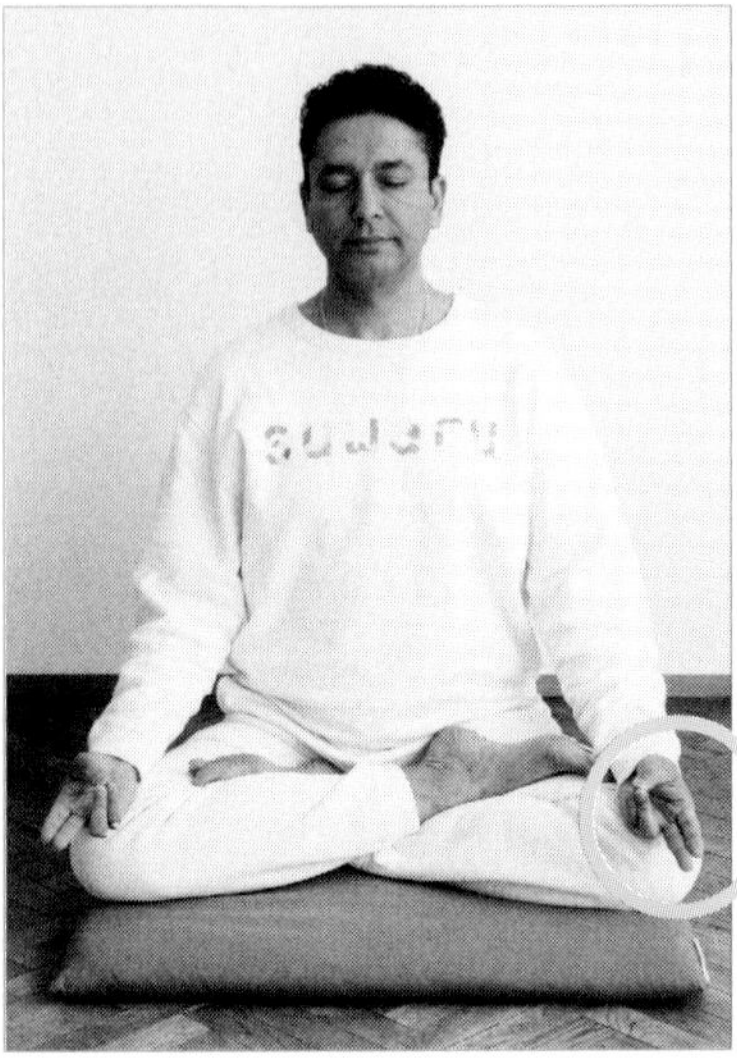

朝の10分瞑想

基本の姿勢

朝はエネルギーをキャッチし身体の巡りをよくする、プラーナムドラで行います。

呼吸は吸う：吐くを1：1（7秒：7秒）。

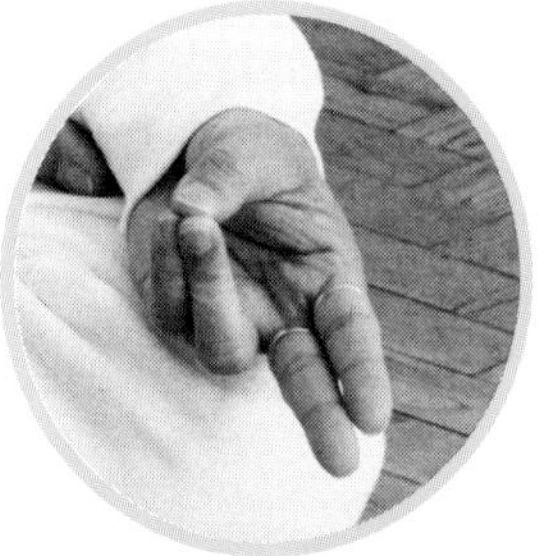

姿勢と座り方のチェックポイント

・背筋をまっすぐ伸ばす
・あごを少し上げる
・胸を開き、両肩を下げる
・プラーナムドラを作り、腿の上に置く

ロータス（蓮華座）

左膝を曲げ、左足の甲を右脚のそけい部の窪みにのせます。右足も同様に。尾骶骨で床を押し、背骨を引き上げます。ハーフロータス（19ページ）でもOK。

指はプラーナムドラ

薬指、小指、親指の先を合わせて輪を作り、残り2本の指は楽に伸ばします。手のひらは上に向けます。

楽な座り方

ビギナーの人や身体の硬い人は、右の写真のように恥骨の前に左右のかかとを置くように組むと、無理がかかりません。お尻に座布団を入れても。

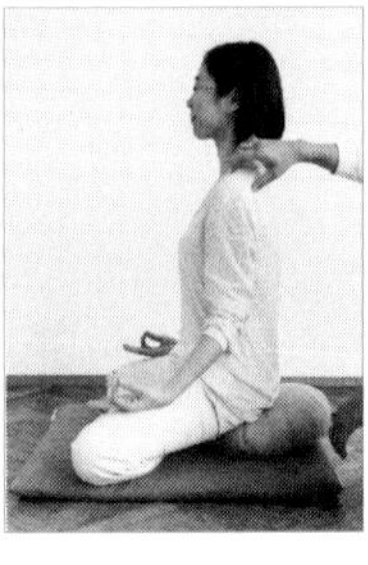

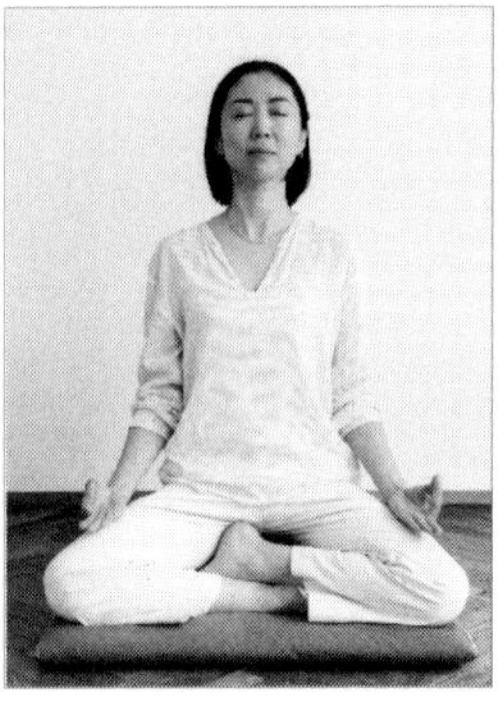

\\ 音声ナビ //

START

みなさん、おはようございます

今から、みんなと一緒に10分瞑想をやっていきます

座りやすいように、脚を組んだり、楽に座ってください

大切なのが、背骨をまっすぐにすることです

少し肩を後ろに下げて、あごも上に上げて

プラーナムドラで今日の瞑想をやりましょう

自分の薬指と小指を折って、親指の先に合わせます

❶ 背筋をまっすぐにして

❷ プラーナムドラを作る

中指と人差し指を軽く伸ばしてください

手のひらも上向きにします

それでは、目を閉じ、鼻からゆっくり呼吸して

ゆっくり呼吸、吐いてください

まず自分の今の状態を見ていきましょう

目を閉じたまま、自分の身体です

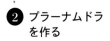

左足首、右足首、どうなっているのか、観察してください

両ふくらはぎ、両膝のところ、太腿、骨盤も

痛みがあったり、重く感じたり、むくんだりしているのか見てみます

特に変える必要はありませんが、いまある自分に気づいてください

自分の手首、両肘、腕のほう、肩のところまで意識して、

今どんな状態なのかを覚えてください

さらに背中のほうに意識して、尾骶骨から背骨の1本1本、

❹ ボディ・モニタリング
自分の身体の状態を確認します

積み重なっているところを見ながら、首のいちばん上まで
そして自分の頭全体です。額のところ、顔のところ、あごの緊張など、
心の目で、まず、見ていきます

それでは、マインドのほうです

頭の中にある思考も一度、
ポジティブなのか、ネガティブなのか、見てください
判断はしませんが、あるものだけに気づいていてください

5 ハートの扉を開ける

4 ボディ・モニタリング
自分の身体の状態を確認します

同じく、ハートのほうです

今、気持ちはどうなっているのか

朝イチなので穏やかなのか、すでにザワザワしているのかを

そして今度は、ゆっくり意識を呼吸に向けます

鼻からゆっくり吸って、自分の眉間、のどから肺までに

ゆっくり吐く息は、両肺からのど、眉間から鼻先で外に出します

❻ 呼吸に集中

心地よくゆっくり吸って、ゆっくり吐いてください

ゆっくり、自分のペースで結構です

まだまだ呼吸を続けて

自分のマインドを呼吸に集中させると、ものすごく力が増えてきます

マインドが過去と未来から自由になり、今現在につながります

そこで、心の中で大自然をイメージします

みなさんが尊敬できる、きれいな青空だったり、光ってる太陽だったり、

❻ 呼吸に集中

とても美しい海だったり、
目の前にあるきれいな山、または森、もしくは近所にある素晴らしい樹
すべて自然です。感謝できるようにひとつ選びます

その自然に向かって、
「今日の1日のために力を与えてください」と心で祈りをします

私たちに必要な力、肉体の力だったり、精神の力だったり、
感情面の力です

そして、自然からのその力を、意識とともに自分に取り入れていきます

7 大自然をイメージ（大自然から力をいただく）

自分の頭のてっぺんから背骨全体に沿って、

身体の左、右側、細胞ひとつひとつに、自然の力があふれています

自然から力を受け取る時間です

呼吸を自然にして、ゆっくりゆっくり心地よく呼吸を続けたまま

自然から得た力を、身体全体、マインド、心までに感じて、

変わった自分、新しくなった自分、健康な自分、

静かな自分、幸せな自分に気づいて

8 大自然をイメージ

9 変化に気づく

10 アファメーション

息を深く吸って、肺を広げます

ゆっくり息を吐いて、肩などを楽にし、指もほどいてください

手首を軽く回したり、肩を軽く動かしたりして

自然に感謝の気持ちを伝え

今日の1日の力を与えてくれてありがとう、の感謝をし

両手をしっかりこすり合わせます

結構温かくなるまで、両手をこすり合わせ、

⑫ 手のひらからプラーナを感じて、目を開ける

⑪ 息を深く吸って、身体を緩める

温かい手のひらを目に押し当て、目を軽くマッサージします

もう一度繰り返して（こすり合わせ）、その温かい手のひらを顔全体と、

自分の気になるところまで手を触れて

最後に顔のマッサージをしながら、内側へ新しい命、エネルギー、

健康な、静かな自分と幸せな自分、顔に大きなスマイルをも味わって

両手を目から遠くに離し、目を開けて手のひらを見てください

⑫ 手のひらからプラーナを感じて、目を開ける

FINISH

両手を胸のところに合わせて
みなさんの今日の1日がいい1日になるようにお祈りをします
ありがとうございました。ナマステ（合掌）

Positiveな言葉とともに
10分瞑想を終わります。

このQRコードから
朝の10分瞑想
音声ナビへ

suwaruのHPから
「朝の10分瞑想」を
クリックし、
行ってみましょう。

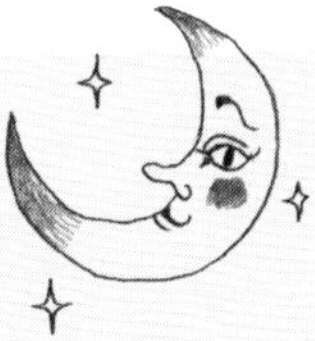

1日の疲れと黒感情を洗い流す

夜の10分瞑想

夜の瞑想は電気を消して、月の光の下で行うのが理想的です。帰宅後に気分を仕事モードからリラックスモードに変えるタイミングで行うといいでしょう。できれば、夕食前に行いましょう。

3つの効果

1
今日1日の疲れや緊張感をほぐします。

全身を心の目で見ながら、呼吸します。吐く息とともに身体をほぐし、呼吸を繰り返すことで脳波がアルファ波に切り替わり、ふわっと全身が緩んできます。

2
呼吸に集中することで黒感情やメンタルストレスを洗い流します。

鼻から深く吸ってスーッと長く吐く息は、黒感情やメンタルストレスをきれいに洗い流してくれます。今日、芽生えた黒感情やエゴはその日のうちに呼吸で浄化するのが溜めないコツです。

3
脳とマインドをリチャージし、自然からいただいた力をお返しします。

朝、頭に描いた自然の神様に1日の無事を報告し、感謝の気持ちをお返しします。脳とマインドがリチャージされ、眠りの質が上がり、穏やかな気持ちで翌朝を迎えられます。

心を洗う10分瞑想
EVENING STEP

❶ 背筋をまっすぐにして座る

↓

❷ アパーナムドラを作る

↓

❸ 目を閉じる

↓

❹ ボディ・モニタリング

↓

❺ ハートの扉を開ける

↓

❻ 呼吸（マインドを呼吸に集中）

↓

❼ 今日１日を振り返る

↓

❽ 自然への感謝とお返し

↓

❾ 変化した自分に気づく

↓

❿ アファメーション（感謝の気持ちを伝える）

↓

⓫ 息を深く吸って、身体を緩める

↓

⓬ 手を２回こすり、顔や全身に手を当て、目を開ける

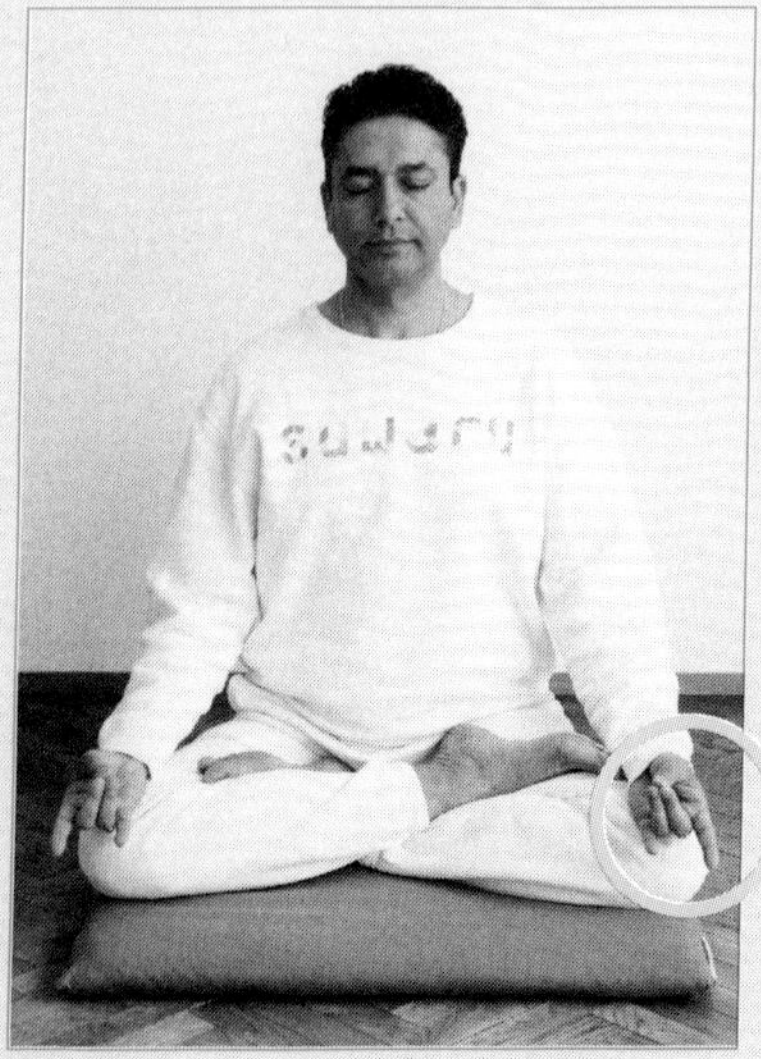

夜の10分瞑想

基本の姿勢

夜は1日の疲れや心身の緊張、黒感情を洗い流す、アパーナムドラで行います。

呼吸は吸う：吐くを1：2（5秒：10秒）。

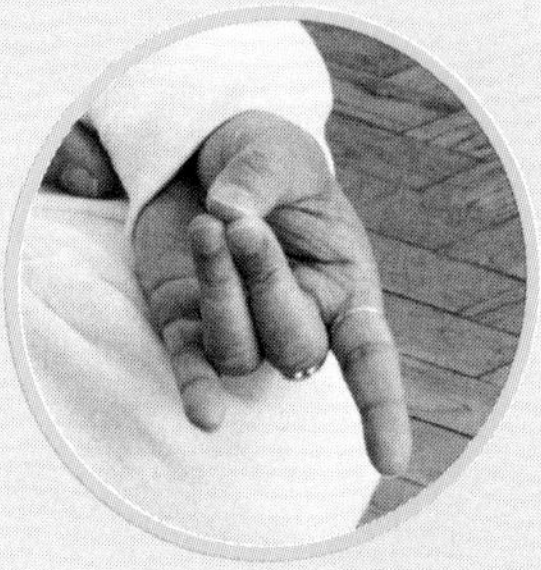

姿勢と座り方のチェックポイント

・背筋をまっすぐ伸ばす
・あごを少し上げる
・胸を開き、両肩を下げる
・アパーナムドラを作り、腿の上に置く

ロータス（蓮華座）

左膝を曲げ、左足の甲を右脚のそけい部の窪みにのせます。右足も同様に。尾骶骨で床を押し、背骨を引き上げます。ハーフロータス（19ページ）でもOK。

指はアパーナムドラ

中指、薬指、親指の先を合わせて輪を作り、残り2本の指は楽に伸ばします。手のひらは上に向けます。

楽な座り方

ビギナーの人や身体の硬い人は、右の写真のように恥骨の前に左右のかかとを置くように組むと、無理がかかりません。お尻に座布団を入れても。

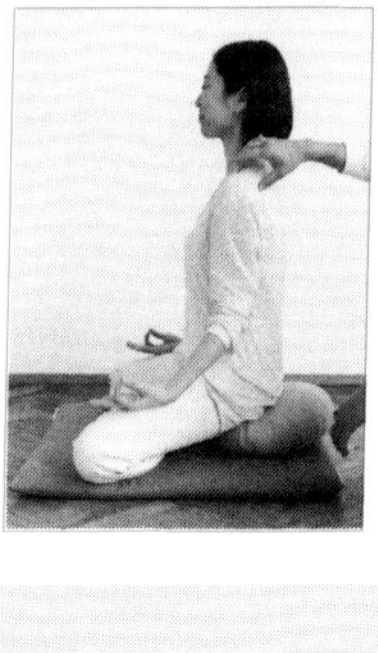

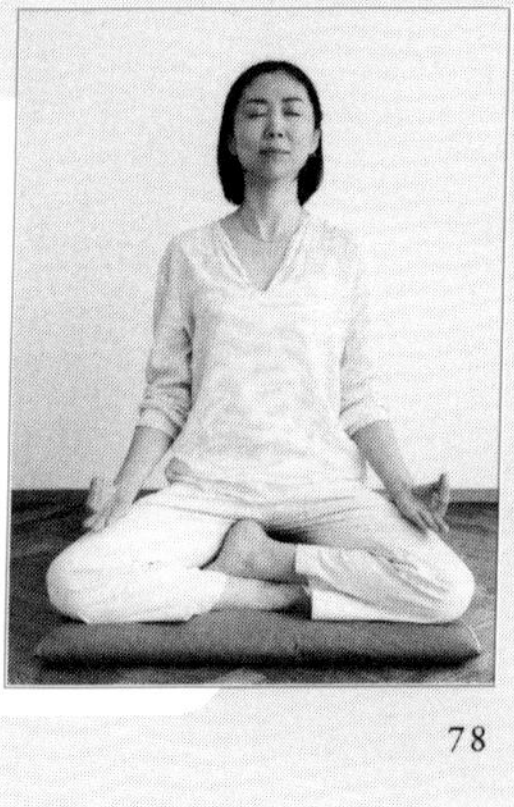

＼＼音声ナビ／／

START

まず楽な姿勢に座ってください。脚を組める方は組んでください

大切なのが背骨です

まっすぐな状態、90度にします

両手はアパーナムドラにします

中指と薬指を親指の先に合わせます

残りの人差し指と小指を軽く伸ばします

手のひらは上向きです

❷ アパーナムドラを作る

❶ 姿勢を作る

夜なので、今日1日の疲れをとるアパーナムドラにします

身体の緊張と心も洗い流します

まず自分の身体に意識を向けて

両脚の状態、緊張しているところ、むくんでいるところ、

冷えているところがあったら、気づきを持ち

何も変えないで。同じく両腕にも意識を持っていき

手首などが痛いのか、肘、肩が凝っているのか、見てください

4 **ボディ・モニタリング**
身体の状態をチェックしましょう

3 目を閉じる

そして、背骨全体です。腰の痛みだったり、肩凝りだったり

頭です。首をまっすぐにし、頭のてっぺんから額、あごの緊張など

そして頭の中にある思考です。すべてどんな感じの思考が浮かんでいるのか見て、ハートの状態も意識しましょう

すでに穏やかな感じの自分なのか

まだまだ感情がぶれているのか、ザワザワしているのか

何も変える必要はありませんが、今の自分に気づいたら、今度は呼吸に意識を向けます

5 ハートの扉を開ける

鼻呼吸ですが、ゆっくりと深く吸って
ゆっくり長く吐いて

自分の心地よいように、ゆっくりゆっくり呼吸してください

呼吸に集中することで、今日の1日のすべてのメンタルストレスが
徐々に消えていきます

呼吸は今しかできないものです
その呼吸にちゃんと意識を向けて、ゆっくり吸って肺を広げたり、
吐いて、肩腰などの緊張をとって、

❻ 呼吸に集中する

肉体の力を徐々にリラックスさせていきます

呼吸を、ゆっくりゆっくりしてみてください

今の呼吸に集中すると、脳が新しく、リチャージできます

身体のリチャージ、マインドのリチャージ

そしてこれから今日の1日を、振り返ってみてください

どんな1日でしたか?

今日の朝、自然から力をいただき、1日過ごしました

7 1日を振り返る

いいできごと、失敗したこともあったかもしれませんが、
これから、今日の1日のすべてのことを自然にお返しします

頭からのすべての思考と、心からのすべての感情を、
吐く息とともにすーっと流して

心を洗い流します

今日の1日のために力を貸してくれた自然に感謝の気持ち
今日1日に出会った人々にも感謝の気持ちを持ち
自分の心を洗い流します

8 自然への感謝とお返し

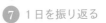

7 1日を振り返る

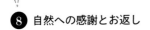

何から何までも、すべてを自然に流してください

今日の1日、すべて自然に差し上げてください

今、とっても空っぽになった自分です

身体がとっても軽くなり、マインドも静かになり、安定している心です

楽な自分、静かな自分、安定してる自分、本来の自分に出会ってください

自分ってここまでも軽くできるんだ、こんな楽になれるんだ

マインドもこんな静かでいられるんだ

9 変化した自分に気づく

ぶれないままに過ごすこともできるんだ
そんな自分に気づいてください

すべてを洗い流して、とっても純粋な自分です
静かな自分です。安定してる自分です
この状態をしばらく保ちます

では今度息を深く吸って肺を広げて、
自分の身体のほうへ感覚を取り戻して、

10 アファメーション
ここまでで10分くらい
いい自分を味わう

9 変化した
自分に気づく

ゆっくり吐いて、肩などを楽にし、指もほどいて、
手首を回したり、肩を動かしたり

目を閉じたままですが、少し脚も脱力、伸ばしたりして
始まる前の自分と、今どう変わっているのか
身体と心を洗い流したのかを、一度見て

とっても楽な自分、静かな自分、安定している自分に
気づいてください

では、両手をしっかりこすり合わせます

12

11 深く息を吸ってから身体を緩める

温かくなった手のひらを目に押し当てて、目を軽くマッサージして
もう一度繰り返し、その温かい手のひらを顔全体と、
気になる身体の部分までに手を触れて、
痛いところ、重いところ、治したいところ、病気のところまで
最後に顔のマッサージをしながら、内側へ新しい命、エネルギー、
健康な、静かな自分と幸せな自分、顔に大きなスマイルをも味わって
両手を目から遠くに離し、目を開けて手のひらを見てください

⓬ 手をこすり、目を開ける

FINISH

両手を胸のところに合わせて
みなさんが、今夜いい眠りに入れますように祈りをします
ありがとうございました。ナマステ（合掌）

ポジティブな言葉と共に
10分瞑想を終わります。

このQRコードから
夜の10分瞑想
音声ナビへ

suwaruのHPから
「夜の10分瞑想」を
クリックし、
行ってみましょう。

いつでもどこでもポータブルな

心を整える
3分瞑想

先人たちが瞑想の準備呼吸として行っていた呼吸法を、現代風にアップデートしたのが「心を整える３分瞑想」です。深い呼吸とともに全身の力を緩めていく瞑想は、短時間行うだけで高いリラックス効果と心を安定させてくれる働きがあります。ミーティング前や心を落ち着かせたいときに、オフィスや外出先、移動中でも手軽に行えます。その場合は目を開けたままで、ギャンムドラも不要です。

ただ、ひたすら呼吸だけに集中してください。

人にもシェアしやすいシンプルな瞑想法ですが、慣れるまでは97ページのQRコードから、HPの音声ナビをクリックして聴きながら行うと、より確かなものになります。

思いたったらすぐに実践できる

心を整える３分瞑想

瞑想の時間がとれない人やビギナーの方は、この３分瞑想から行ってみましょう。３分間の瞑想は、かけた時間以上の大きな満足感を得ることができます。10分瞑想と合わせて行うと、より深い瞑想を楽しむことができます。

3つの効果

1

気分が落ち込んだときに
ポジティブなマインドに戻してくれます。

ちょっとしたミスやコミュニケーションがうまくとれずにネガティブな気分になったとき、深い呼吸で３分瞑想を行うと気持ちと頭がリセットされ、ポジティブなマインドになります。

2

１週間で変化が感じられるようになります。

瞑想は筋肉トレーニングのようなものです。毎日少しずつでも続けることで、ポジティブなマインドを保ちやすくなります。瞑想は時間ではなく、持続性が大事です。

3

続けやすい短時間瞑想は、
挫折感を味わうことなく習慣化できます。

３日坊主だった人も、3分瞑想なら手軽にできるので長続きします。たとえば今日は10分瞑想が厳しい！という日は、３分瞑想に切り替えてください。３分でも瞑想を行ったことには変わりはありません。続けられたことに満足感が生まれ、モチベーションにつながります。

いつでもどこでも
心を整える3分瞑想

基本の姿勢

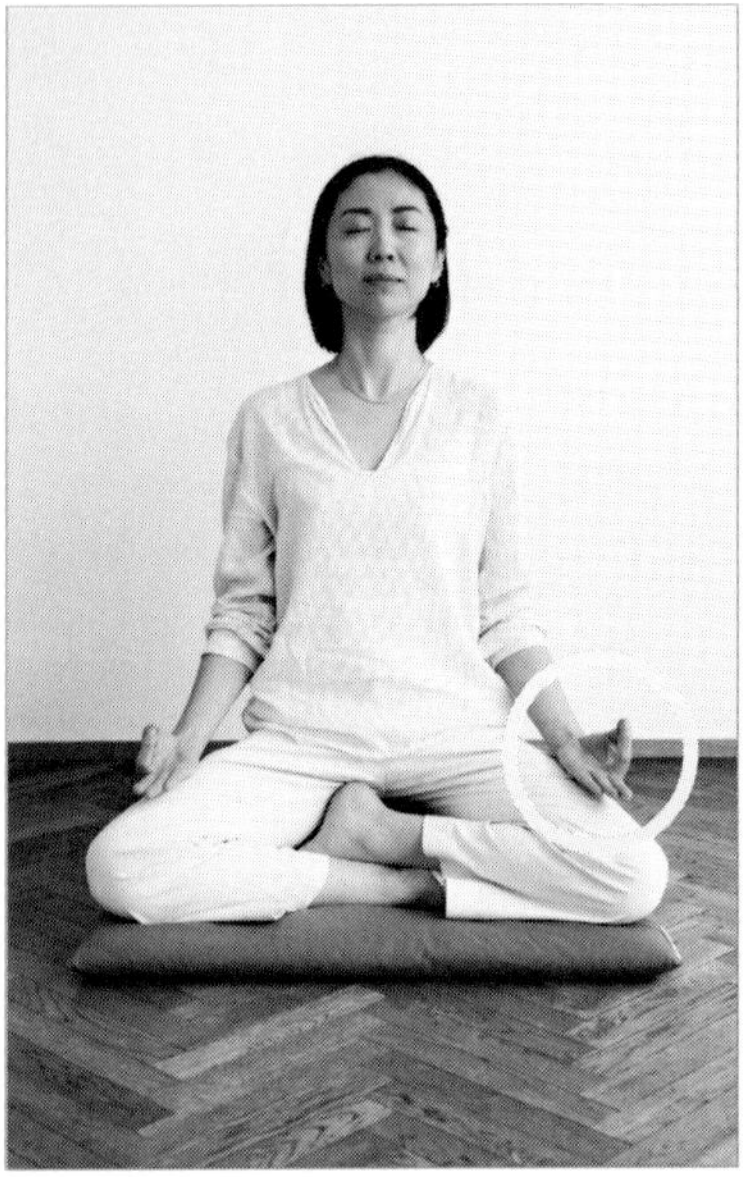

オフィスや外出先などで瞑想をしたいときに、椅子に座っても手軽に実践できます。脳や脳神経を活性化し、マインドを落ち着かせる、ギャンムドラで行います。

呼吸は自分のペースで。

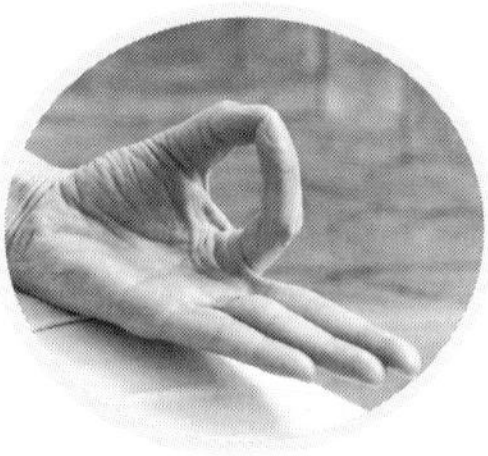

姿勢と座り方のチェックポイント

regular style

・背筋をまっすぐ伸ばす
・あごを少し上げる
・胸を開き、両肩を下げる
・ギャンムドラを作り、腿の上に置く

指はギャンムドラ

親指と人差し指の先をつけて輪を作り、残りの3本の指は楽に伸ばします。
手のひらは上に向けます。

sitting style

・背もたれを使わずに座り、骨盤を立て背筋を伸ばす
・両足は骨盤幅に開き、足首と甲の角度は90度を保つ
・つま先はまっすぐ置き、足の裏全面はしっかり床につける。脱げない場合は、靴のままでもOK

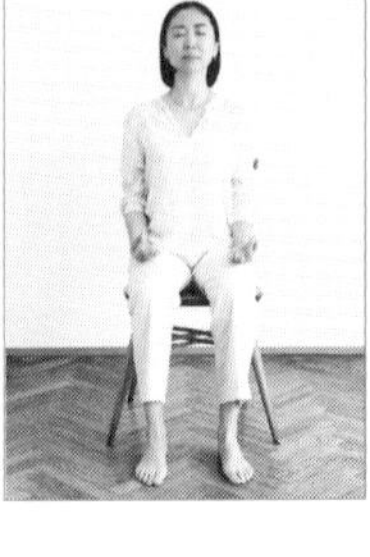

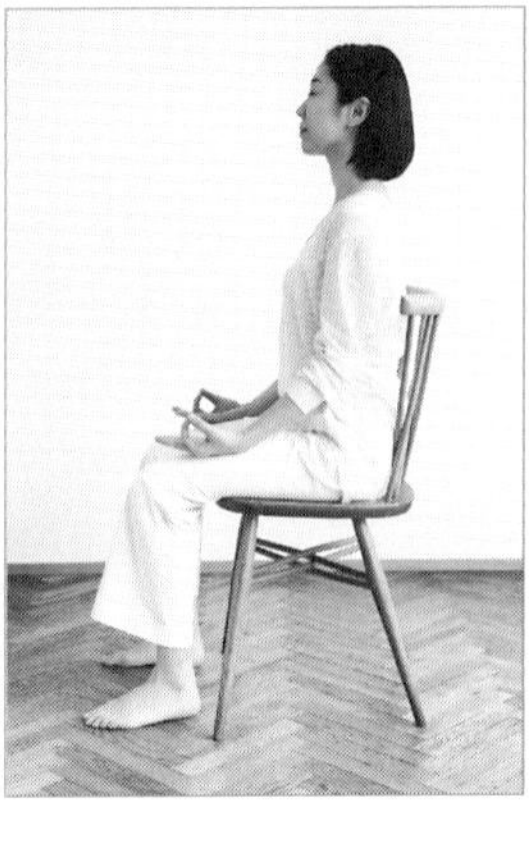

\\ 音声ナビ //

START

自分がいる場所で、背骨を少し整えて、まっすぐにします

肩も楽にし、あごを少し上に上げて、肩を後ろに下げます

両手は人差し指と親指の先をつけて、3つの指を伸ばしたギャンムドラです

3分の瞑想を始めます

目を閉じ、息を深く吸って、自分の左脚を意識し、吐く息とともに脚全体を楽にします

同じように2番目の深い息で右脚を意識して

ボディ・モニタリング

ギャンムドラを作る

姿勢を整えて

吐く息に右脚の力も抜いてください

今度、左腕です。息吸って、吐きながら、手首、肘、腕、
肩の緊張を抜いたり

同じく右腕も吸って、吐きながら、リラックスさせましょう

今度、息深く吸いながら、背骨をまっすぐに整えて

尾骶骨から頭のてっぺんまで、

息を吐くとともに、緊張すべてを抜いて、
すーっとリラックスします

呼吸を意識して、リラックス

最後ですね、頭で吸いながら首、肩に意識し、
吐きながらそれもリラックスして、
身体がとっても楽になったので、今度はゆっくり呼吸して
吐くとき、頭の思考すべて外に流して
どんな思考でも結構です。とらわれない
同じく吸ってハートを開いて、吐いて、
感情などもすべて外に出して
楽な身体、静かなマインド、安定している自分です

リラックス＆ハートを開く
感情を流して、静けさを内側に

そこで自分の内側へ、声をかけてください

私は健康で幸せです
アイム　ヘルシー　アンド　ハッピー

心地よく何回も繰り返し、それを味わってください

身体の痛みがなくなり、健康な自分と、
顔にスマイルを感じ、ハッピーな自分に気づきます

アイム　ヘルシー　アンド　ハッピー
私は健康で幸せです

I'm healthy and happy.
ポジティブな言葉を内側に

FINISH

時間があれば、このままこの気持ちをずっと保ちます
そして自分のいいタイミングに、ゆっくりと目を開けてください

終わりです
ナマステ（合掌）

このQRコードから
3分瞑想
音声ナビへ

suwaruのHPから
「3分瞑想」をクリックし、
行ってみましょう。

整ったマインドを
キープする

Meditation Column

バイオマグネットを整えて イライラを静める

私たちの身体には、バイオマグネットという磁石が入っています。人間の身体の左側がノースポール（－）と言われ、月の力で動いています。右側はサウスポール（＋）と言われ、太陽の力で動いています。

この２つの力を合わせることで、新しいエネルギーが生み出されます。それには、常に左右のエネルギーを意識的に整えることが大事です。

ナマステ（ありがとう）と言うときに両手を合わせるのは、その代表的なポーズです。両手のひらを合わせることで、左右のマインドを整え、怒りやイライラを静めてくれます。

怒りの感情は主に右側のサウスポールから発生します。たとえば、その怒りのボルテージには＋作用があるので、ノースポールの左手と合わせると、バランスがとれて怒りがおさまります。手を合わせずそのままにしておくと、怒りはどんどん上昇していきます。普段から手を合わせることを習慣化すれば、心が安定してきます。

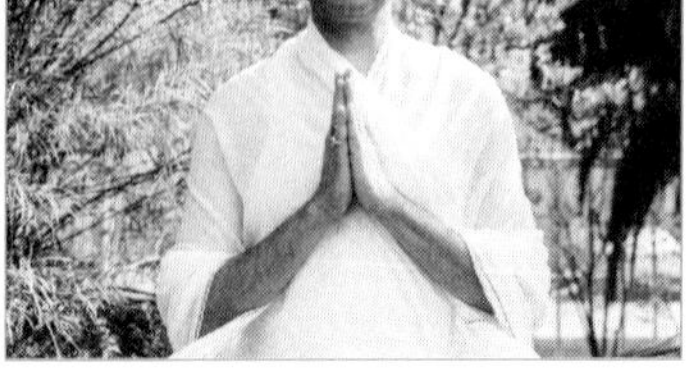

ナマステムドラ

［行い方］息を吸って合掌し、親指を軽く胸骨に当てます。両手を均等な力でしっかりと合わせるのがポイントです。

第4章

教えてニーマル先生！
瞑想Q＆A

Q

子どもの落ち着きがなく、見ていてイライラしてしまいます。瞑想は集中力や記憶力を高めるのにもいいと聞きました。子どもの瞑想は、いつからどのように始めたらよいでしょう?

A

脳や身体が整う8歳から始められます。最初は寝ながら行える、青空瞑想から始めてみましょう。

アーユルヴェーダ的には成長過程にある子どもの脳や神経、身体の仕組みが完成されるのは8歳と言われています。ですから、その頃から瞑想を始めるといいでしょう。

ネパールの子どもたちも8歳になると、マントラ（言葉）瞑想から始めます。私は、師でもある祖父が私のために作成したマントラを9歳でいただきました。そのマントラを自分のものにするまで、毎朝早起きして、誰もいない川辺に行き、108回唱えるのです。このマントラは一生自分のものですから、今でも唱えています。

日本の子どもたちも、8歳くらいから瞑想を習慣化できれば理想的ですね。ただでさえじっとしているのが苦手という子どもにおすすめなのが、寝転がってできる青空瞑想です。

最初は遊びの延長のような感覚で、公園の芝生に寝転がって親子で行うと自然に瞑想に入りやすくなります。自宅で行う場合は、柔らかいベッドや布団の上ではなく、床や畳の上で行いましょう。

最初は寝てしまう子どもも多いので3分くらいから始め、徐々に時間を延ばして最終的には10分くらいまで行うことを目指しましょう。10分の青空瞑想は、数時間の睡眠に匹敵すると言われています。

この瞑想を行っているときは、リラックスしていても意識ははっきりとしている状態です。お子さまには呼吸に集中することを伝え、寝てしまわないようにときどき呼びかけてあげてください。

主な効果には集中力や記憶力、睡眠の質の向上があげられます。また、非常に高いリラックス効果を得られるので、ストレスや不安を抱えている受験生や試験前の眠れないときなどに行うのもいいでしょう。

続けるコツはお風呂の前後や睡眠前など、時間を決めてルーティン化することです。大人にも有効です。お子さまと一緒にやっていただくと、ストレスがなくなりますよ。

子どものための青空瞑想

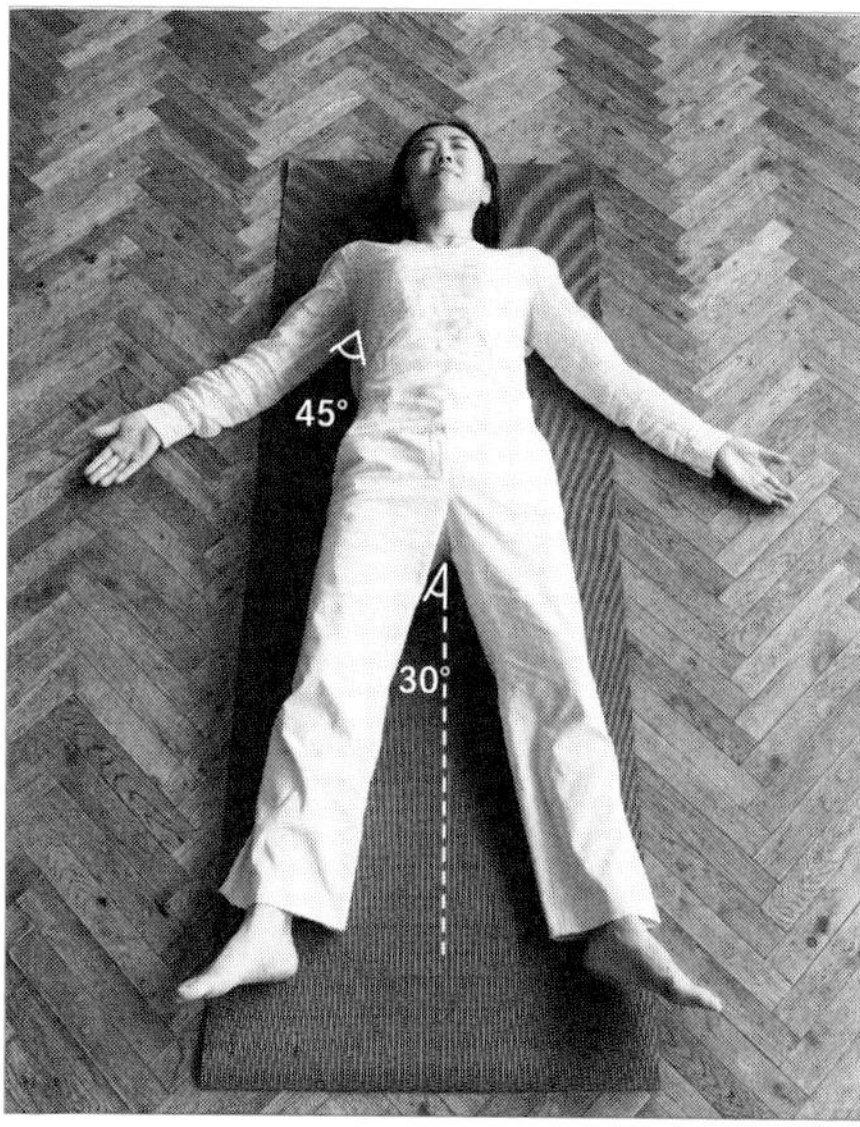

[行い方]

① 芝生や床、畳などの上に仰向けに寝ます。

② 両腕を身体の中心から45度ずつ開き、両脚を同じく30度ずつ（マット幅くらい）に開きます。

③ 手のひらを天井に向け、肩の力を抜き、あごを軽く引いて目を閉じます。

④ 鼻から息を深く吸って、深く吐く、を繰り返します。呼吸に集中させるなら、20ページのソーハム呼吸もいいでしょう。

⑤ 息を深く吸いながら左脚を伸ばし、吐きながら力を抜きます。この呼吸を右脚、左腕、右腕、背中、頭まで行い全身を緩めます。

⑥ 雲ひとつないきれいな青空を思い浮かべましょう。意識を身体から離し、青空に向かって上がっていくのをイメージします。青空には人間の精神と肉体と感情を整える効果があります。

⑦ 時間になったら意識を青空から肉体に戻します。左脚から順番に戻していきます。終了後は右側から、ゆっくり起き上がりましょう。

Q

半年ほど前から瞑想の練習を始めています。時間帯と場所を決めて毎日行っているのですが、なかなか瞑想に集中できません。瞑想に入りやすい環境づくりや服装ってありますか。

A

五元素（空・風・火・水・土）が感じられる場所で、コットン素材の白い洋服を着て行いましょう。

初心者の方は、空が見えて、風が通り、太陽（火）の光が入る五元素（135ページ）が感じられる場所で行うと瞑想に入りやすいでしょう。

実際に瞑想を行う時間帯によって、太陽の光は入ってこなくても、昼間明るい場所であれば問題ありません。

床は天然木や畳などの自然素材が理想ですが、人工素材の場合はコットンの布を敷き、その上に座ると大地とつながりやすくなります。

水は花瓶の水でも、飲料水でもかまいません。瞑想中は、窓を少し開け、空気を循環させましょう。

避けたいのは、地下や不衛生なところ、騒音や臭いが気になるところ、空気が淀《よど》んでいるところです。基本的に、あなたの居心地が悪いと感じる場所は避けてください。トイレやお風呂場もNGです。

よく「お風呂の中で瞑想はできますか」と聞かれますが、身体が温まると体温も上昇、呼吸も浅く早くなり、脳波が瞑想に入りにくい状態になってしまいます。そもそも古のアジアにはお風呂はなく、トイレは外です。日本と生活環境や習慣が大きく違うことも頭においてください。

瞑想を行うときの洋服はリラックスしやすく、座りやすいものを選びましょう。素材は肌に優しく、冬温かく、夏涼しいコットンが昔からヨギーの定番です。

天然素材ならいいというわけではなく、リネンは人のエネルギーを吸い取ると言われ、シルクはプロテクトや反射力を持っているため、瞑想にはあまり向いていません。もちろん、化繊は問題外です。

私は、コットンの白い布を素肌に巻き、瞑想をしています。古くから瞑想服は白いコットンの布を切っただけ。神聖な布に針をさしたり、ステッチをかけたりすることは近年までしていませんでした。

色については、あらゆるものを吸収しやすい黒は避け、白系など自然界にある明るい色を身につけましょう。ピアスや指輪のアクセサリー類、メガネや時計も瞑想中は外します。できれば、靴下も脱ぎ素足になりましょう。

以上をストイックになりすぎることなく、できる範囲で行ってみてください。

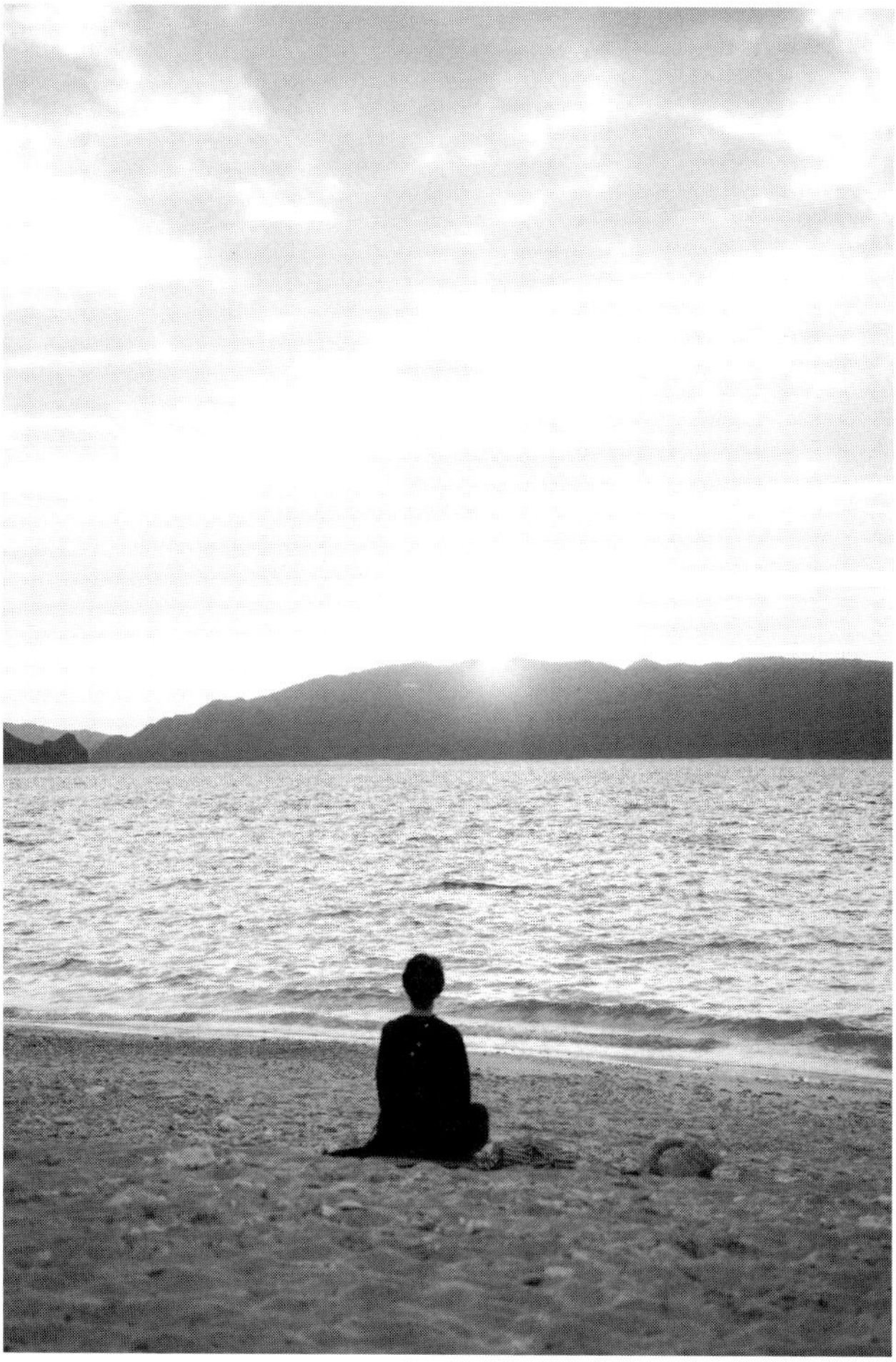

Q

更年期のせいもあるのでしょうか、寝つきが悪く、やっと眠れても夜中に何度も目が覚めてしまいます。旅行中はますますひどくなります。何かいい瞑想はありますか。

A

深い呼吸で脳波をアルファ波に整える瞑想や、簡単にできるサクティムドラ（111ページ参照）を行ってください。

眠れなくなる原因は、ストレスや心配ごとなどのマインドの問題、運動不足や逆に疲れすぎなど、さまざまな原因があげられます。いずれの場合も共通しているのは、脳が覚醒状態にあるということです。

瞑想の深い呼吸は、日常の脳波から脳がリラックスするアルファ波へと切り替える働きがあります。

その効果が得られるのが、睡眠前に行う、「夜の10分瞑想」（76ページ）や「ソーハム呼吸」（20ページ）、「青空瞑想」（100ページ）です。

どの瞑想も身体が沈んでしまうベッドや布団などの上ではなく、床や椅子、ヨガマットの上で行ってください。室内の電気は消すか、暗めにしましょう。

瞑想中は月の光のシャワーを浴びている、あるいは深い眠りに入っている自分をイメージすると心が穏やかになります。

もう一つ試していただきたいのが、サクティムドラです。普段眠れないことはない私ですが、旅先のホテルや時差ボケのときにこのムドラをよく使います。こちらは電気を消して、ベッドに腰をかけるかあぐらをかき、背骨を立てて行います。

サクティムドラを作ったら、吸う息と吐く息を1：1のリズムでゆっくり整え、5～10分ほど呼吸をします。副交感神経がすぐに優位になり、私はいつも5分くらいで眠くなってきます。

それでも眠れない場合は、ベッドに入って横になりムドラを維持したまま、自然呼吸を続けてみてください。心を落ちつけて目を閉じていれば、やがて深い眠りが訪れるでしょう。

夜中に急に目が覚めたときや、移動中に睡眠をとりたいとき、手軽にできるサクティムドラはおすすめです。

副交感神経を優位にし、深い眠りに誘うサクティムドラ

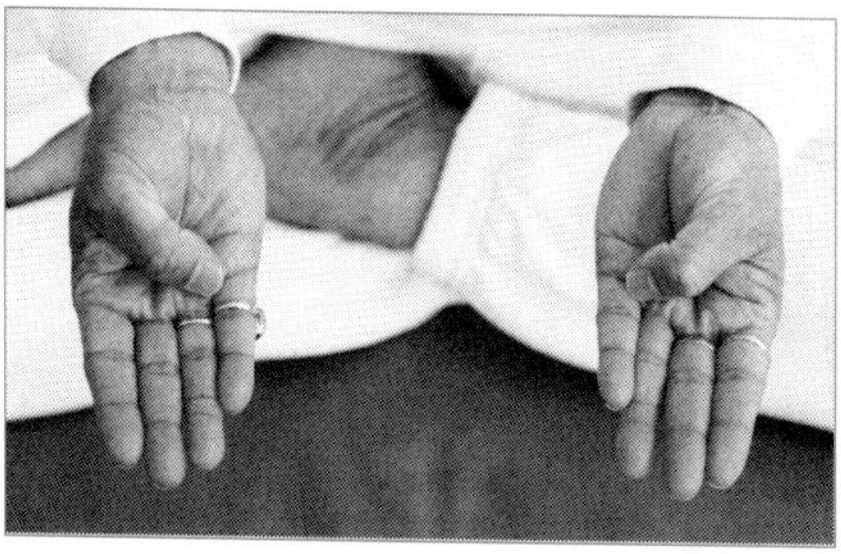

①親指を薬指の根元につけます。

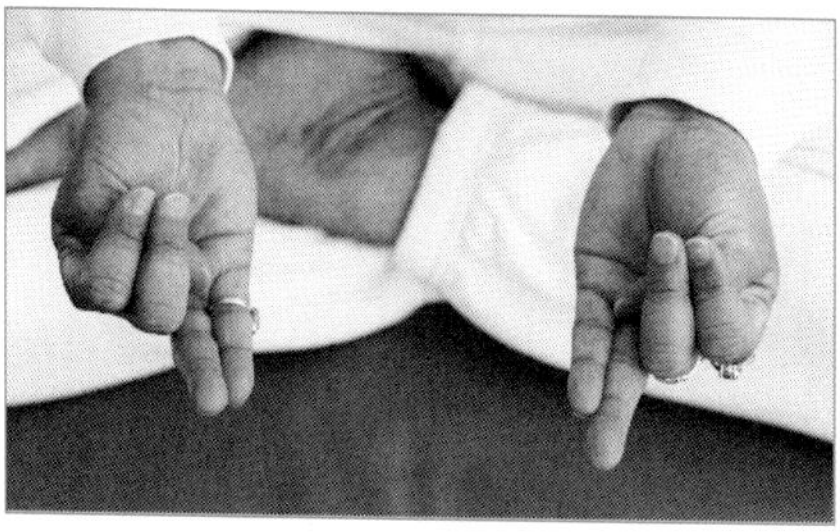

②人差し指と中指を折り、親指に重ねます。

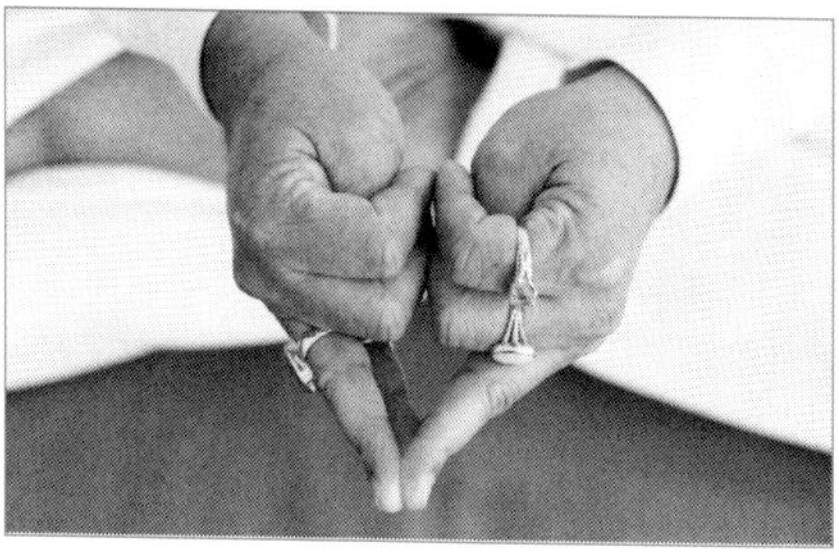

③両手を内側に向け、折った左右の人差し指・中指を合わせ、伸ばした小指と薬指の先も合わせます。

Q

もうすぐ50歳になりますが、物忘れや失くし物が多く、アルツハイマーではないかと心配になります。瞑想でアルツハイマーを予防できますか？

A

瞑想にも、記憶力を高めたり、IQ（知能指数）を伸ばすトレーニングがあります。

近年、瞑想をすることによってアルツハイマーを予防し、記憶力や知能指数が上がることは海外の様々な研究で明らかになり、注目を集めています。瞑想中の脳の状態や呼吸法などは、絶えず働き続けている脳に休息をもたらし、これが脳みずからを活性化させるためだと言われています。

記憶力やＩＱを効果的に上げるには、瞑想に加え、以下の簡単なトレーニングを加えてみてください。

物忘れが気になる人は記憶の確認をします。たとえば、今あなたは、自分のオフィスにいるとします。目を閉じて、まず、自分がここまで来た道のりを細かにたどってみてください。

朝、家から電車に乗り、オフィスのあるビルに着きました。エレベーターで3階まで上がり、受付を済ませ、左に曲がりドアを開け右側にカウンター、その中には女性が2人、左側には青いソファがありました。その奥に進み奥のデスクまで歩いてきて、南側の椅子に座りました、とひとつひとつのことを細かく、色や素材、会った人の顔までを徹底して思い出してください。こうして、脳に今まで入っているメモリーをすべてリマインドさせると、記憶力がよくなり、アルツハイマー予防にもなると言われています。

ＩＱを高めるには、脳に未来のことを想像させます。朝起きたときに、自分の１日の予定を頭の中で細かくプランニングします。たとえば、午前９時に会社に行き、10時からの会議では企画のことを話し、12時にクライアントとランチミーティング。15時にはマッサージへ行きリラックスし、夕方の展示会には渋滞を避けるために電車で移動。仕事のあとは自宅近くのヨガへ行く、というように、こちらもできるだけ具体的に細かく想像します。自分の中に一人優秀な秘書がいて、タイムマネージメントをしてくれるようなイメージです。

瞑想は治療法ではなく予防法です。脳が衰える前に筋トレのように日々行うことで、本来の機能を効率よく向上させていくことができるのです。

IQを高めるためのトレーニング

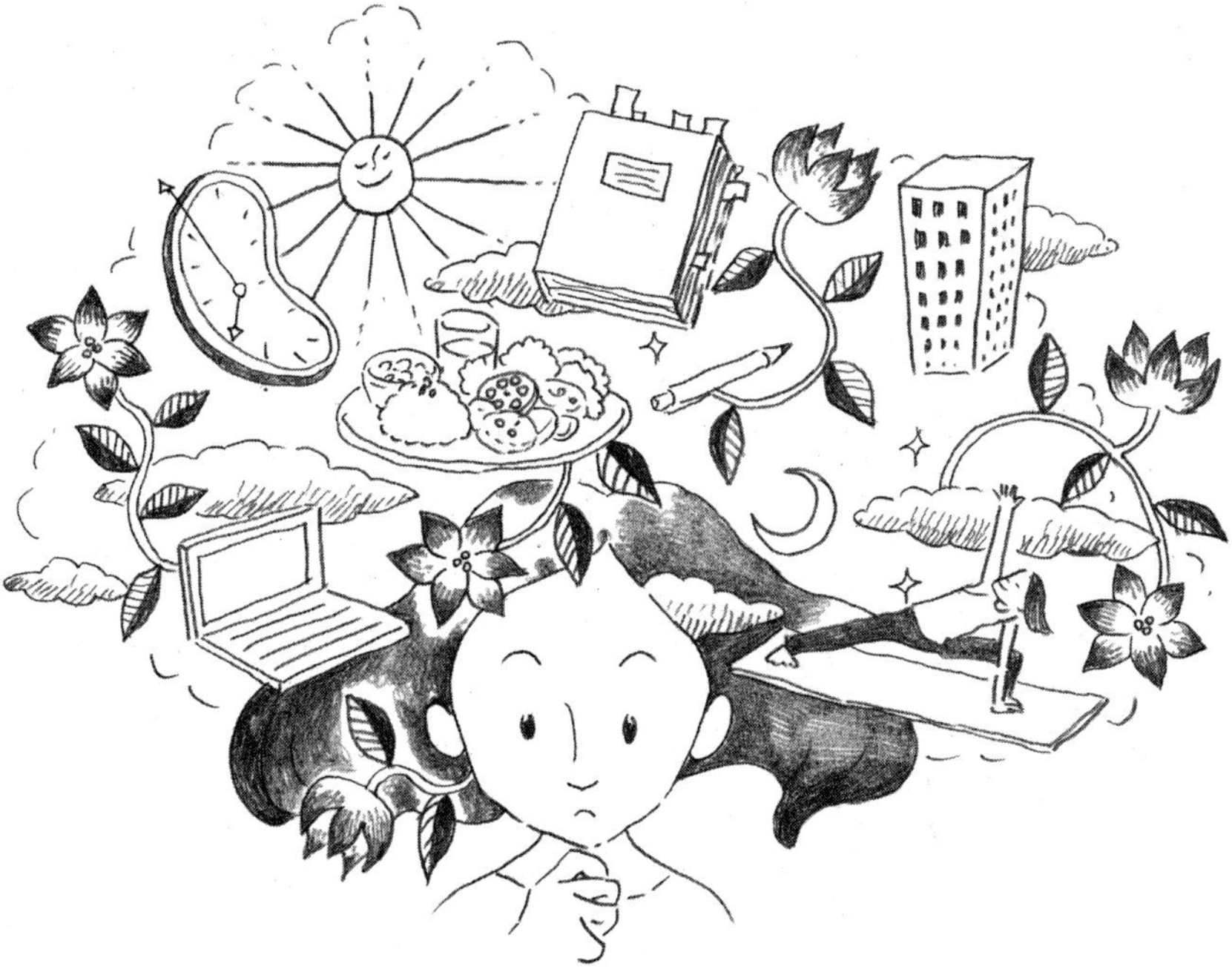

朝起きてから、1日のタイムスケジュールをできるだけ細かに想像します。7時に起床、身繕いをして8時までに朝食をとる、というように細かく積み上げていきましょう。そのときの自分の気持ちもイメージするのがポイント。

Q

最近、寝ても疲れが抜けず、仕事中もぼーっとすることが多く集中できません。プラーナヤマという呼吸法がいいと聞きましたが、どういうものですか。

A

ヨギーが古くから行っている呼吸法で、深い呼吸でプラーナというエネルギーを整えるものです。

私の広尾の瞑想スタジオの夜のクラスには、仕事帰りに参加される方が多いのです。そこでは、プラーナヤマという呼吸法を10分ほどするだけで昼間の疲れがとれて頭がスッキリしました、という声をよく聞きます。

プラーナをコントロールできるプラーナヤマは、短時間でも最も効果を感じやすい呼吸法のひとつです。

ヨガの世界でもよく耳にするプラーナとは、すべての生命体を支えるエネルギーのことを言います。人間の身体や植物、食品など、自然界のあらゆるものに存在し、新鮮なものほどエネルギーが強いと言われています。

人間の身体が車だとしたら、プラーナはガソリンのようなもの。私たちが元気に動けるのは、プラーナが身体の中に満たされているからです。


しかし、身体の中のプラーナの量や状態は一定ではなく、身体のコンディションやメンタルの状態によって毎日変わっていきます。

いくら周りにたくさんの新鮮なプラーナがあふれていても、自分の体調が悪ければ受け取ることができません。

ですから、昔のヨギーたちは、プラーナヤマで、自分の中のプラーナを意識的に整えていました。

疲れがとれにくくなったり、集中力がすぐに途切れたりしてしまうのは、あなたの身体が持つプラーナの量が少なくなっているのも原因のひとつです。ここで紹介している「心を洗う10分瞑想」やソーハム呼吸を行ってみてください。

プラーナヤマに含まれる呼吸法を使い、自律神経と深く関わっている迷走神経（Vagus nerve）を整え、消化機能を高め、血行を促し、精神面にも働きかけてくれます。

朝に行う瞑想はパワーチャージ、夜の瞑想は悪いものや疲れをデトックスしてくれます。１日どちらか1回でもＯＫです。

毎日続けることでプラーナを安定させ、心も身体も元気にポジティブにしてくれます。

理想は朝と夜の瞑想

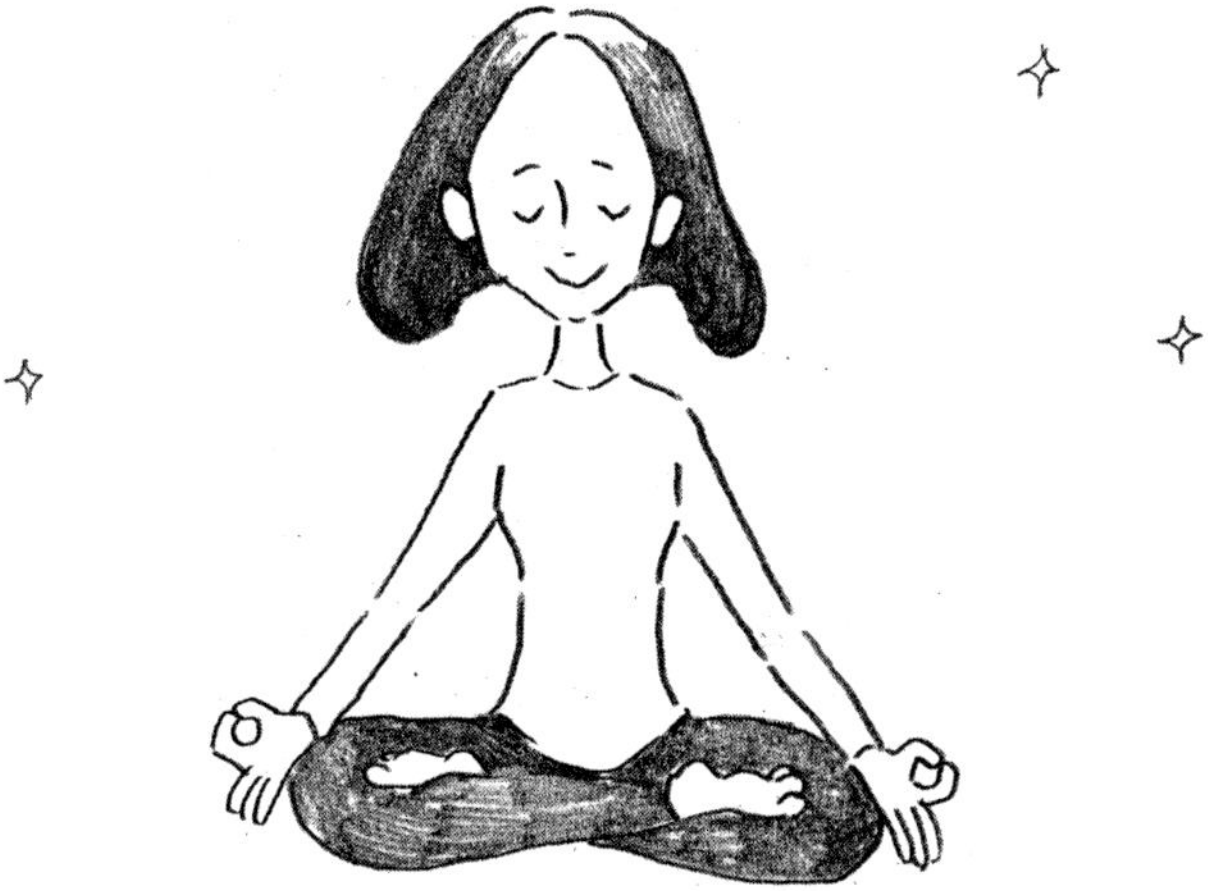

朝の瞑想はエネルギーをチャージし、夜の
瞑想は疲れや黒感情をデトックスします。
瞑想と共に1日を終われたこと、自然や周
りの人々に感謝を伝えてから眠りましょう。

Q

タバコやジャンクフードなど、身体に悪いと分かっていても、なかなかやめることができません。ニーマル先生の経験から、何かいい方法はありますか。

A

「今」に気づきを向ける、マインドフルネスを実践してみてください。改めて、悪い習慣と自覚できるようになります。

最初から「やめること」を目的にしてしまうと、かえってやめられなくなってしまいます。「本当にやりたいか」「楽しんでいるか」ということを基準に考え、マインドフルネスを実践すると成功しやすくなります。

以前、タバコを吸っている人から、身体に悪いからやめたいと相談を受けました。

彼を見ていると、タバコを義務のように吸い、ちっとも味わっていませんでした。そこで、もっと楽しみながら吸うことをアドバイスし、自分の行動に意識を向けるマインドフルネスを実践してもらいました。

タバコを吸うときに「今、私はニコチンを吸っています」「今、私は二酸化炭素を吐いています」「今、私は新鮮な空気を吸っています」とひとつひとつの呼吸と行動に意識を向けてもらいました。

すると、生活全般の気づきまで上がり、5日目にはタバコをやめることができました。

彼はタバコが身体に悪い、ということを口にしていても、実際には思っていませんでした。でも、マインドフルネスを実践し、その事実に気づき、チョイスが生まれ、この先身体に及ぼす害を考え、やめる選択をしました。

同じようにアトピーの人もマインドフルネスを実践し、かく癖がなくなりました。彼女の場合はかゆくなったときに、「今私はかいています」ということを意識し、かいているところを見てもらうようにしました。血が滲《にじ》んでいる皮膚を見たら、自分の行為を反省し、手が動かなくなったそうです。

以前は、話しながら洋服の上からずっとどこかをかいていました。それはひとつの癖のようなもので、何かあると無意識に手が動き、かゆくないときも手を動かしていたのです。

ジャンクフードやスイーツがやめられない人にも同じアドバイスをしたところ、見事にダイエットに成功しました（42ページも参考に）。

悪い習慣を断ちたいとき、マインドフルネスはとても大きな効果を発揮してくれます。

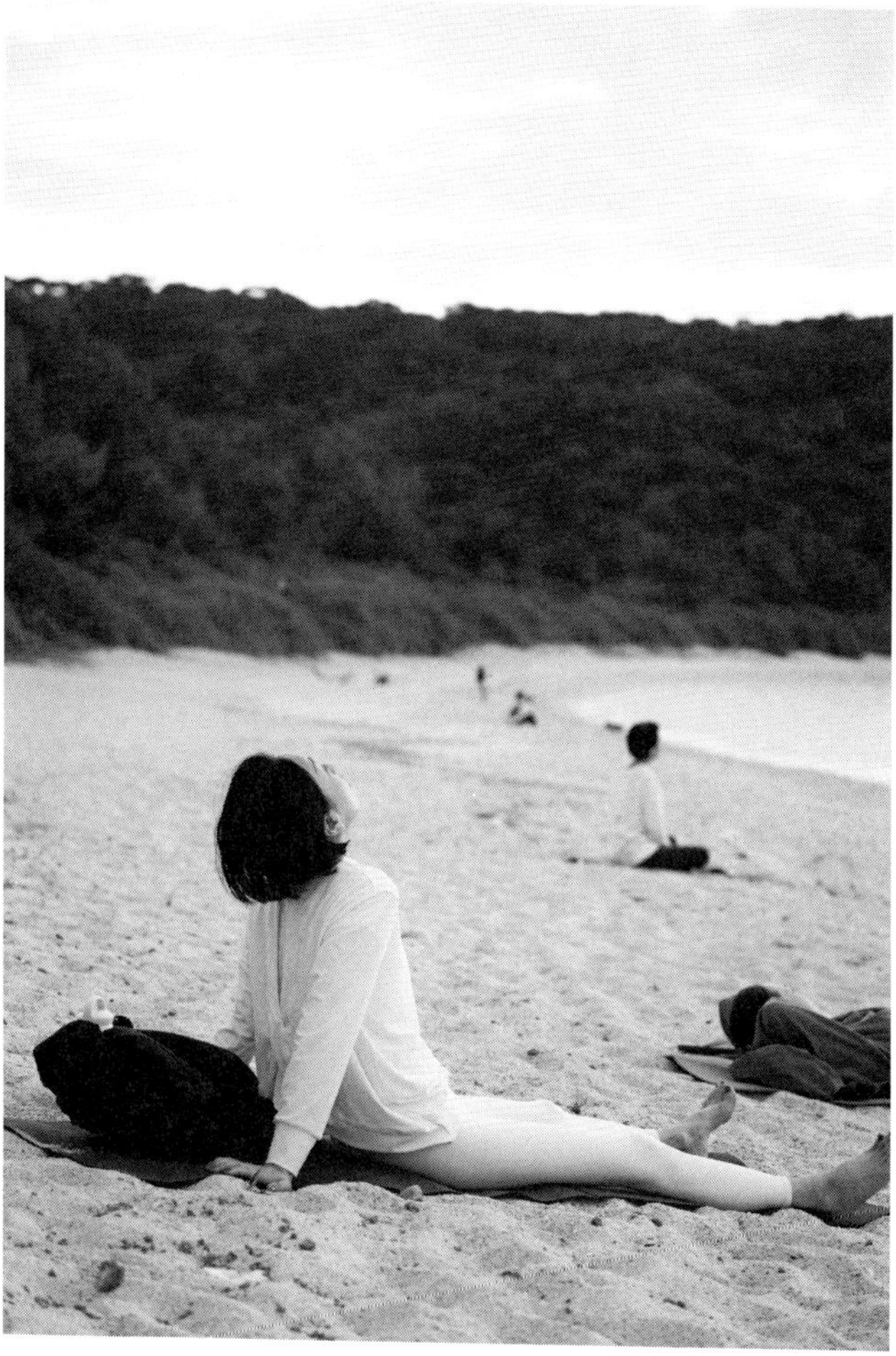

Q

瞑想を始めて1年経ち、ストレスや迷いから解放された気がします。このよさを友人に伝えたいのですが、「瞑想は宗教とは違う」ことをどう伝えたらいいでしょうか。

A

瞑想の歴史は宗教以前のものです。各宗教が瞑想を取り入れていることで誤解を招いていますが、宗教とは無関係です。

瞑想の歴史は宗教以前、5000年とも言われています。各宗教が瞑想を取り入れていることで誤解を招いていますが、宗教とは無関係です。瞑想は宗教ではありません。そして、宗教との関連性も、まったくありません。

世界三大宗教のひとつであるキリスト教を例にとってご説明すると、キリスト教はイエス・キリストの存在があり、教会という場所があり、聖書に基づいた教えを解いています。

このように、決まった人（神）がいて、決まった場所があり、決まった教えを伝えているのが宗教です。

歴史を見ても、キリスト教のカトリックは２０００年、仏教は２５００年、イスラム教は１４００年、ヒンズー教は５０００年ほどですが、瞑想に関する最古の歴史はそれ以前まで遡ります。

瞑想はどの宗教より前から存在し、人間にとって非常に有益なものです。ですから、どの宗教でも似た行為が取り入れられ、現在まで受け継がれているのです。この歴史を知ると、宗教との関連が少しご理解いただけるかと思います。

瞑想には神様もいません。時間の制限もなく、どんな場所でも行えます。瞑想はあなた自身のものであり、みんなのものです。ですから、どうぞ安心して行ってください。

Q

瞑想をしていて、忙しいときや心配ごとがあると、どうしても雑念が湧いてきてしまいます。こういう場合はどうしたら集中できますか。

A

心と身体はつながっています。ヨガストレッチで身体の疲れや緊張をほぐし、深い呼吸でリラックスしてから瞑想を始めてみてください。

瞑想は心を落ち着かせたり、安定させるために行うものですが、気が急《せ》いていたり気になることがあると、脳が緊張してなかなか瞑想に入れず、雑念が湧きやすくなります。

身体も同じで、硬いまま（リラックスできていない状態）では、瞑想中に腰や股関節が痛くなったり、肩に力が入ったりして、うまく背筋を伸ばすことができず集中力が損なわれてしまいます。雑念が湧くのは決して心だけの問題ではないのです。

時間に余裕のあるときに、以下のニーマルメソッドを試してみてください。心身を整えて、瞑想を行うことで、雑念は湧きにくくなっていきます。


まずは、22ページのヨガストレッチを瞑想前に行います。すべてでなくても、できるものだけでOKです。全身の血流をよくすることで、ネガティブな感情も流れ、身体もほぐれてきます。身体が柔軟性を取り戻すと、リラックスして座れるようになります。

次に基本の姿勢（18ページ）で座り、5、6回深い呼吸を行い、心を整えてから瞑想を行ってください。

こちらも時間のあるときに、脳波を瞑想しやすいアルファ波にするソーハム呼吸（20ページ）と、左右の脳のバランスを整える片鼻呼吸（ナーディショーダナ・21ページ）を行ってみてください。

雑念は、常にかまってほしがる子どもやペットのようなものです。かまえばかまうほど、離れなくなります。雑念に気づいたら、今行っている呼吸に意識を集中させ、心を落ち着かせてから瞑想しましょう。

Q

年齢とともに、以前は気にならなかった些細なことにイライラし、怒りっぽくなってきたように思います。瞑想はアンガーマネージメントにも役立ちますか。

A

気づきを高める瞑想は、怒りの炎がまだ小さいうちに見つけ、心を落ち着かせる働きがあります。

瞑想にはアンガーマネージメントの効果もあります。みなさんはよく、「いきなりカッと怒ってしまう」と言いますが、そこには、怒りの爆発に至るまでのステップがあるはずです。

瞑想は、心の中の気づきを高めるためのものです。「いきなり怒ってしまった」

という人は、無意識の状態が多く、気づきが低い状態なのです。
怒りが爆発する前には、ほとんどの人がイライラしています。イライラする前にもちょっと嫌な感情が湧き、その前には心に引っかかることがあり、……と、怒りのルーツをさかのぼってみれば感情はこのように少しずつ変化しているものです。

気づきが低いと、こういう微妙な心の変化に気づかず、怒りが急に爆発した、と勘違いしてしまうのです。そして、怒っているときも、怒っている自分に気づいていないから、「大きな声を出してしまった、何でそんなことをしてしまったのだろう」と後悔することになるのです。

毎年、健康診断をする人が多いと思いますが、その目的は病気の早期発見と治療です。もし、そこで数値が悪かったら、食生活を改善したり、運動を始めたりと解決する方法を見つけることができます。

瞑想も同じ効果があり、自分がイライラする前に「一旦環境を変えよう」とか、「お茶を飲みに外に出よう」というチョイスが生まれてきます。

瞑想は、気づきを発見する、心の健康診断です。怒りやイライラを早期発見することで、怒りを含む黒感情の進行を抑えてくれます。

瞑想による処方箋は、「心を洗う10分瞑想」と「心を整える3分瞑想」です。

怒りを抑えるムドラも、突然湧くイライラの特効薬的にお役立てください。

アッパームドラ

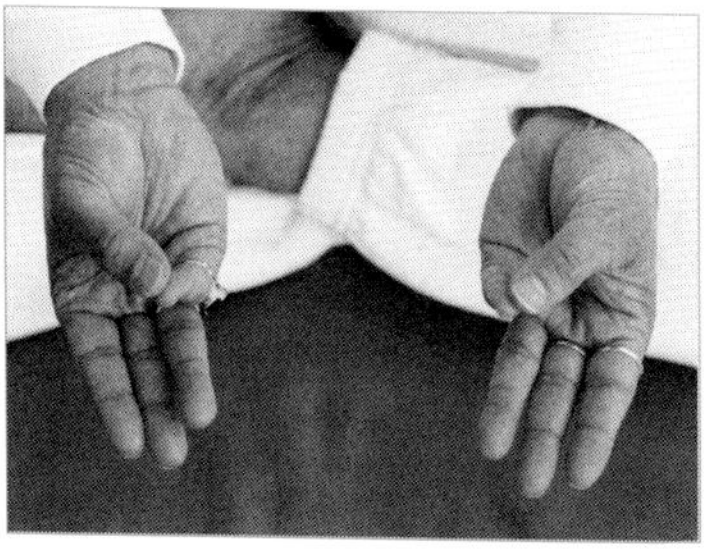

仕事中、家族や友人といるときにイラッとしてきたら、親指と小指をつけるアッパームドラを。心を落ち着けて怒りの炎を消してくれます。
両手を合わせるナマステムドラも心を穏やかにしてくれます。

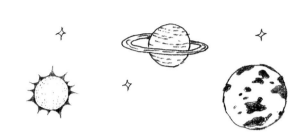

Your breath is your identity.

(呼吸はあなたのアイデンティティ)
呼吸が浅くなるのも深くなるのも、あなたの現在。

Unconscious breathing is like eating food without nutrition.

(無意識の呼吸は、栄養のないご飯を食べているようなものです)
せっかくなら、意識して呼吸しましょう。
吸う息にはウエルカムと声をかけ、全身をめぐらせて。
吐く息にはありがとうと声をかけながら、
いらないものを一緒に出してデトックスを。

瞑想が深まるフレーズ

Nirmal Says

Meditation is a human privilege.

（瞑想は人間しかできないもの）ほかの生き物は瞑想できません。

Meditation is the human's first right.

（瞑想は最初の権利）人は、子宮の中で育っているときから瞑想しています。

Something is better than nothing.

（何もないよりあったほうがいいのです）
集中できなかったとしても、トライすることに価値があります。

ムドラを知る 1

自分を整えるために5本の指に秘められた力

アーユルヴェーダの教えでは、自然から作り出された私たちの身体は5つの要素、**空**、**風**、**火**、**水**、**土**と関係し、構築されています。これを五元素※といい、私たちは五大元素の力を自然（外側）からいただきます。

でも、自分の身体が整っていないと、その力をうまく内側でキャッチできず、不調を引き起こしてしまいます。そんなとき、指の力を借りて自分に必要なムドラを作り、意識的に身体を整えることができます。

それぞれの指のエレメントは、親指は火、人差し指は風、中指は空、薬指は土、小指は水を表し、指の中には元素が配置されています。

火はすべての元素を変える力を持っているため、親指はどの指とも合わせることができます。指を置く位置で働きも変わり、親指の先はつけた他の指の元素を強化し、付け根は元素を軽減する働きがあります。

たとえば、親指の先に中指の先をつけると空のバランスが整います。空が強いときは、雑念が起きやすくなります。反対に、親指の根元に薬指を置くと大地（脂肪）の力を抑えるので、代謝が上がり痩せやすくなります。

自分の目的に合うムドラを見つけて試してみてください。

ムドラを行うタイミングと時間

ムドラは移動中や歩行中、会話中、睡眠中、起床時など、いつでもできます。１日40分くらいを目安に続けて行っても、2、3回に分けて行ってもOKです。指の爪は短くしておきましょう。基本的にすべて両手で行います。

指とエレメントと身体の関係

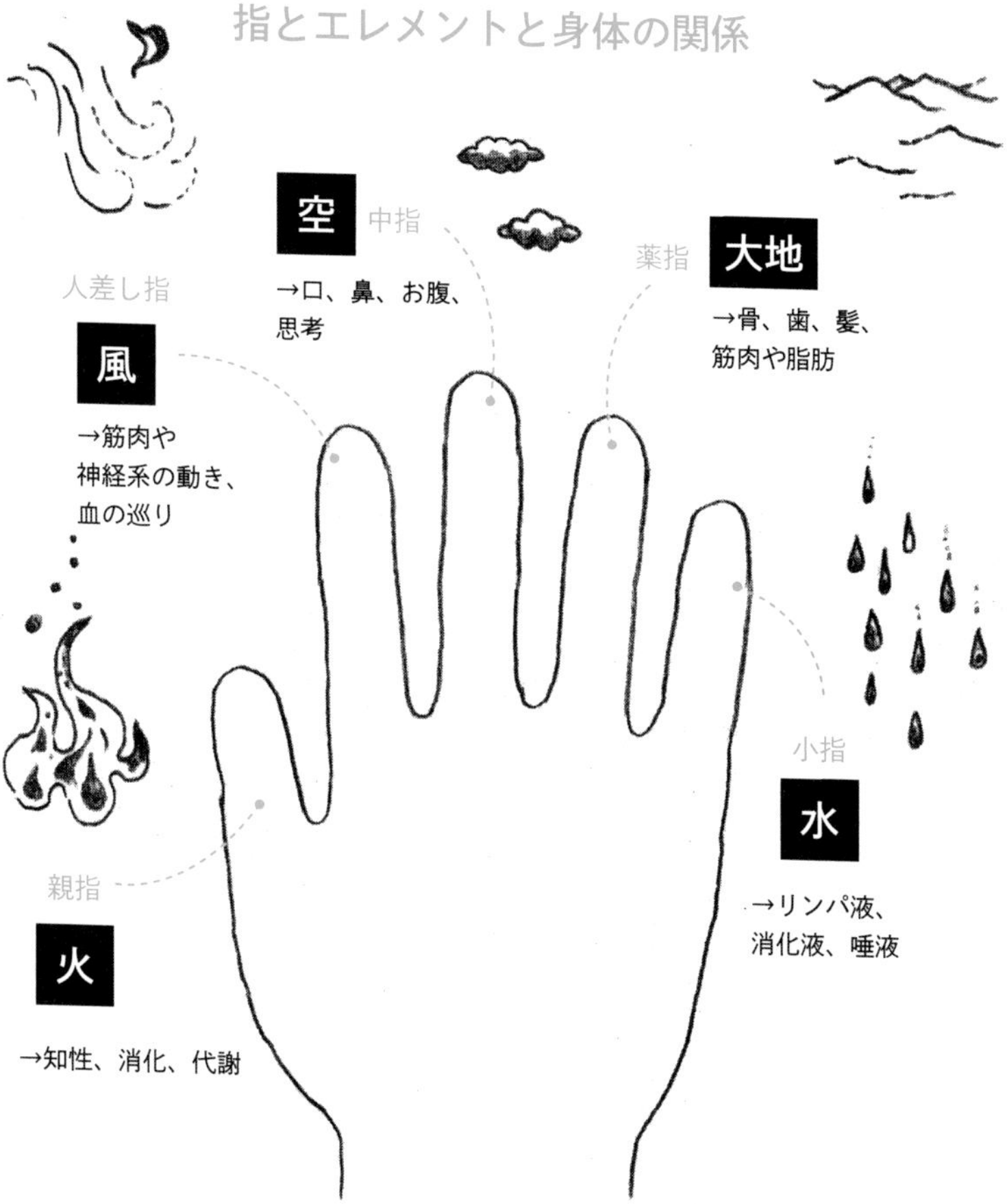

※五元素

宇宙の始まりとされるビッグバン（大爆発）によって、最初に「空」が生まれ、爆風によって「風」が生まれ、風による摩擦で「火」が生まれ、重力の影響で「水」、そして「大地」が生まれたという、アーユルヴェーダの理論です。人間の5つの感覚器官は、5つの元素と深く関わると考えられています。

ムドラを
知る
2

目的に合わせて、整えたい部分に効かす

スリヤムドラ

新陳代謝を上げ、
ダイエットにも効果的

新陳代謝を上げ、身体を温めるムドラです。このムドラは、大地の中にある脂肪を、火の力で抑える(燃やす)イメージです。代謝が上がりお腹が空きますが、通常の量にしてください。1日40分を1か月続け4kg痩せたという人もいます。生活習慣病が気になる人にもおすすめです。

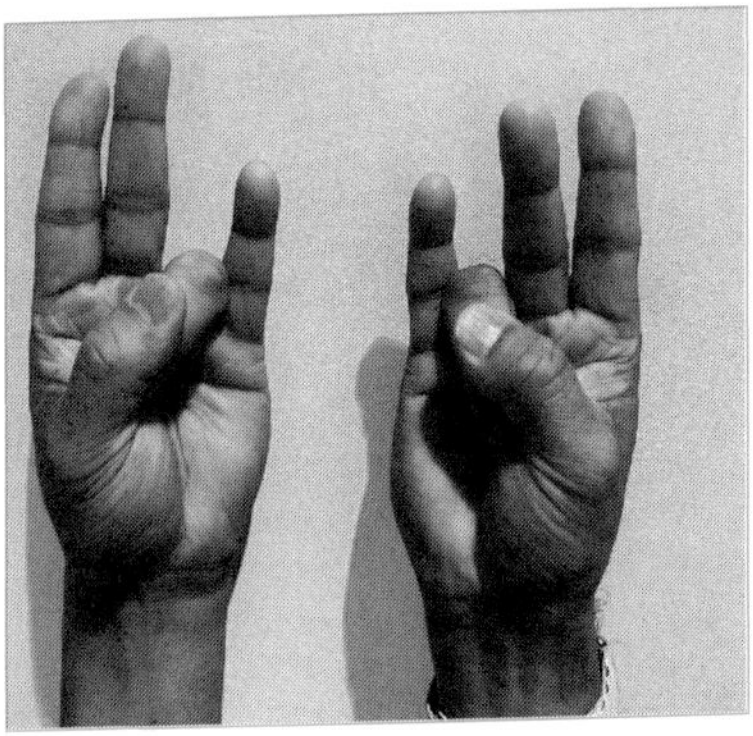

薬指の先を親指の根元につけ、その上を親指で軽く押さえます。

プリティビムドラ

栄養をしっかり吸収、
体力と体重をアップします。

胃腸が弱く体力がない、という人は、スーリヤムドラと逆で親指の先を薬指の根元に置きます。火をつけ大地を広げるため、胃腸の働きが活発になり、栄養の吸収がよくなります。食欲のない夏にも効きます。

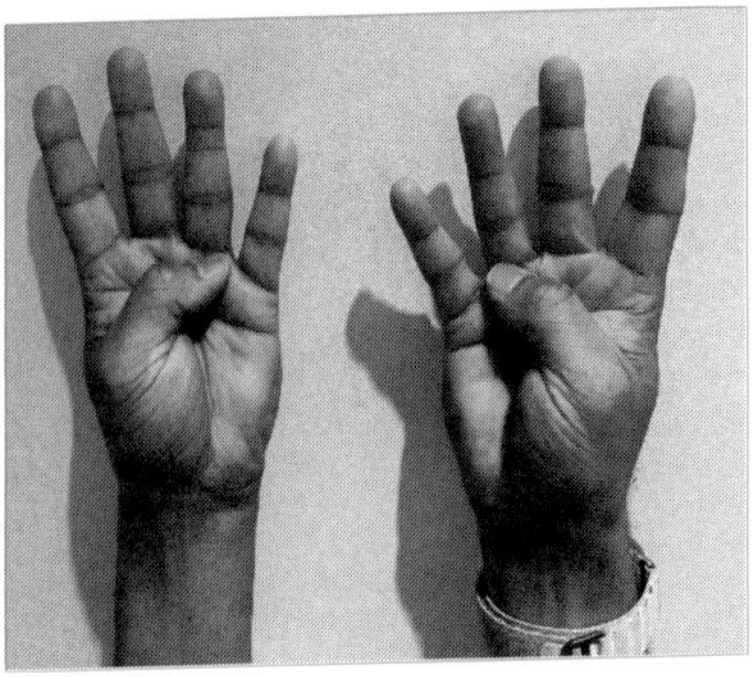

親指の先を薬指の根元に置き、軽く押さえます。他の4本の指は曲げずに軽く広げます。

サラスワーティムドラ　知識、知恵を磨き、アイデアが豊かに

インスピレーションやアイデアが欲しいとき、プレゼン前や研究結果などをまとめるときに役立つムドラです。両手を合わせることで、パワーが一層強くなります。

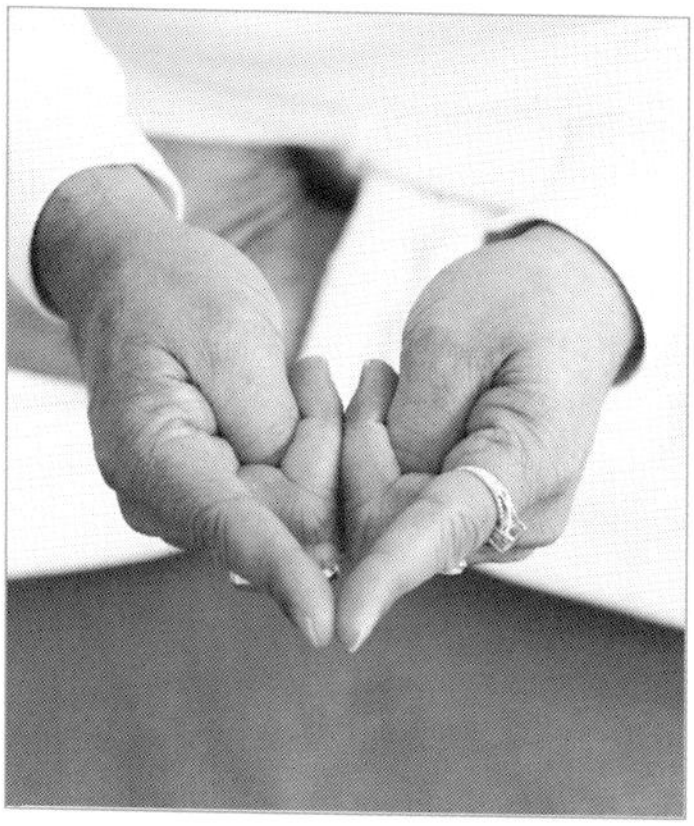

③両手を内側に向け、左右の中指〜小指をつけ、人差し指同士を合わせます。

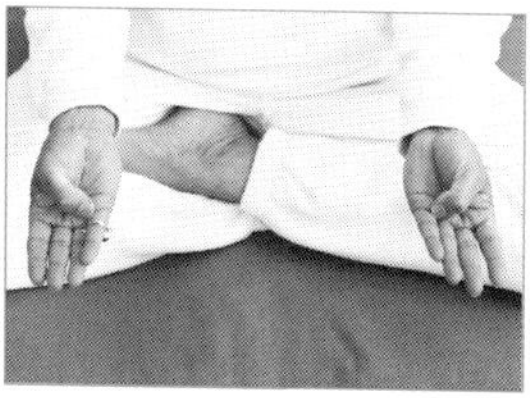

①両手を上向きに広げ、親指で薬指の根元を押さえます。

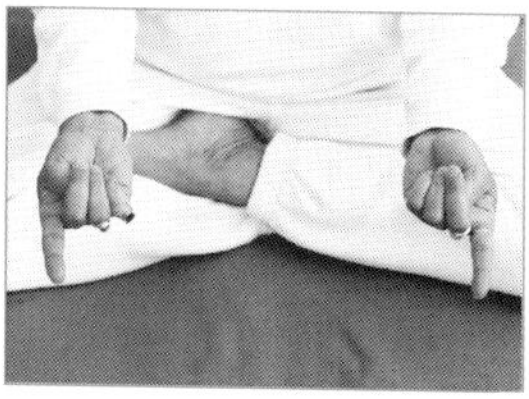

②人差し指以外の指を親指に重ねます。

アカースムドラ　耳が聴こえにくい、耳鳴りが気になるときに

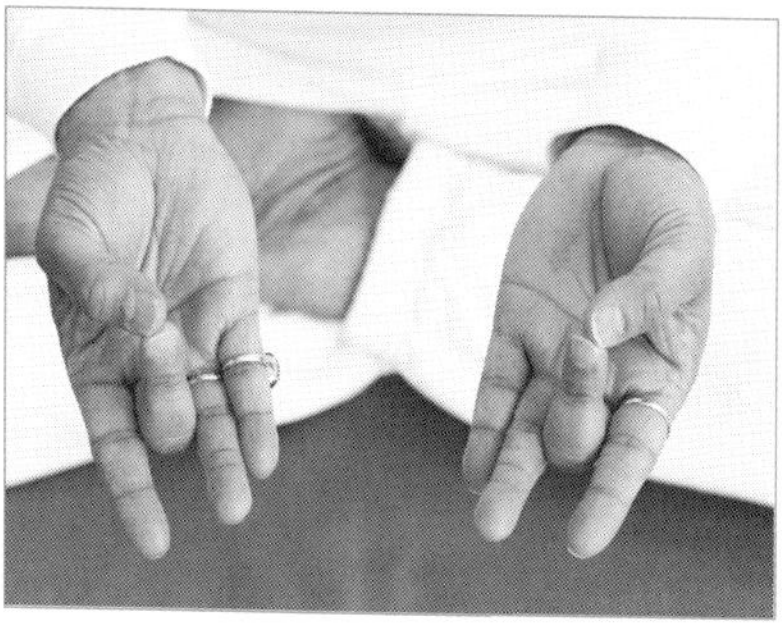

古書の記録にも残されている伝統的なムドラです。電車やホテルなど、外出先や機械音などのノイズ、耳鳴りが気になったときに。すぐに実践でき、比較的早い段階で効果が感じられます。

←中指と親指の先を合わせて輪を作ります。残りの指は軽く伸ばします。

ムドラを
知る
3

瞑想でよく使う基本のムドラ

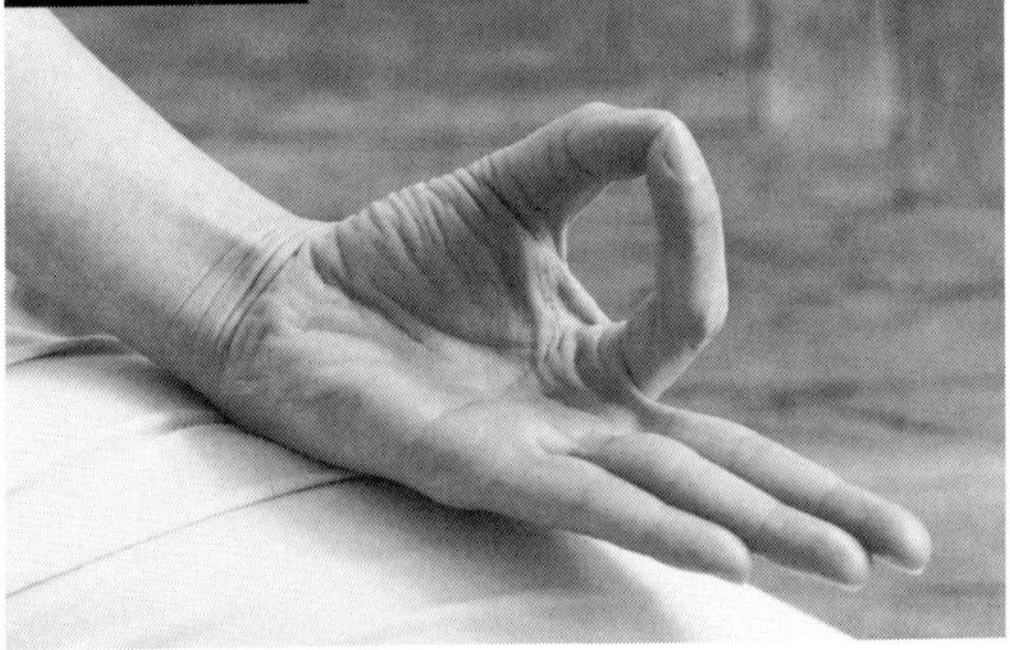

ギャンムドラ

智恵のムドラとも呼ばれ、脳や脳神経を活性化します。風のエネルギーでマインドを落ち着かせ、瞑想に入りやすい脳波に整えます。

①親指と人差し指の先をつけ、輪を作ります。
②残りの3本の指は楽に伸ばします。

[注意点] 親指と人差し指が重なったり、3本の指が離れたり、曲がらないようにしましょう。

使うシーン
ソーハム呼吸(20ページ) 3分瞑想(90ページ)

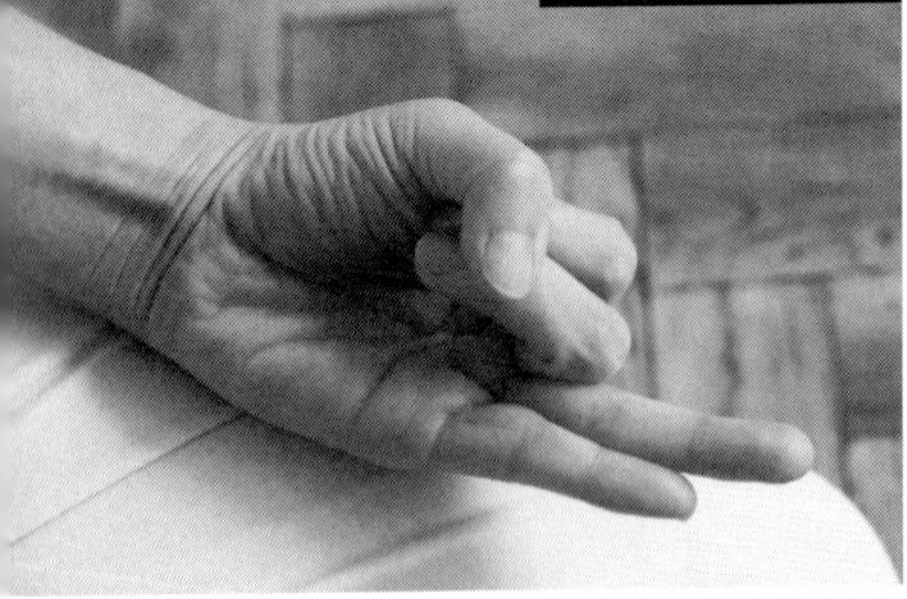

ヴィシュヌムドラ

ヴィシュヌムドラで片鼻呼吸を行うことで、心と身体と脳の左右のバランスを整えます。

①人差し指と中指の先を親指の根元につけ、薬指、小指は軽く伸ばします。
②片鼻呼吸をする際に、親指で右鼻腔、薬指と小指で左鼻腔を閉じたり開いたりします。

[注意点] 人差し指と中指が親指の根元から離れないようにします。

使うシーン 片鼻呼吸(21ページ)

プラーナムドラ

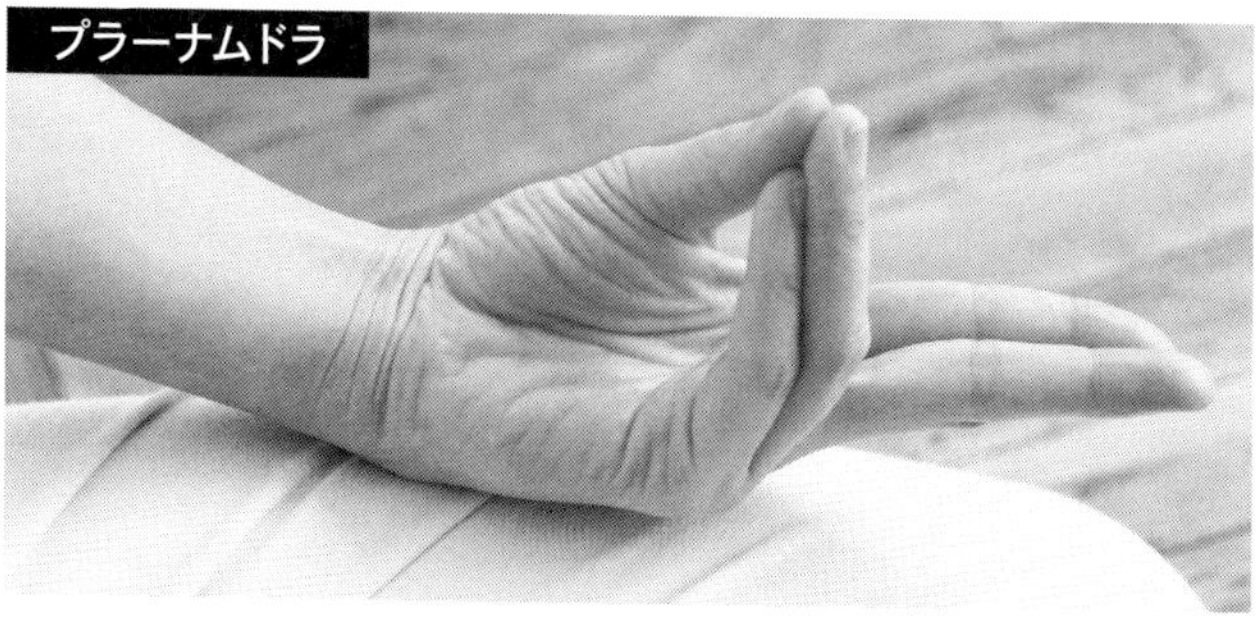

プラーナ（エネルギー）を取り入れ、エネルギーの循環を促します。火、水、土のエネルギーを整え、心に穏やかさを与えます。

使うシーン　朝の10分瞑想（62ページ）

薬指、小指、親指の先を合わせて輪を作り、残り2本の指は楽に伸ばします。

［注意点］親指と薬指、小指が重なったり、離れたり、曲がらないように。

アパーナムドラ

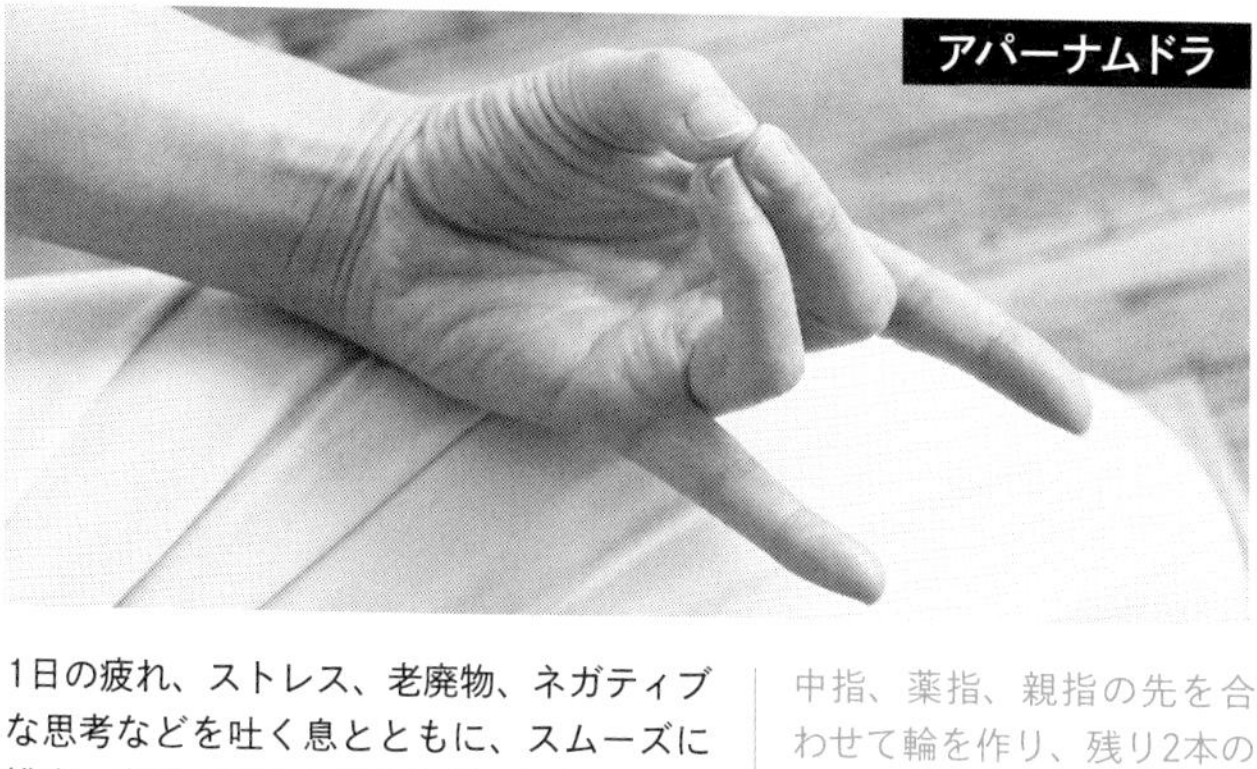

1日の疲れ、ストレス、老廃物、ネガティブな思考などを吐く息とともに、スムーズに排出。内側の静けさを取り戻します。

使うシーン　夜の10分瞑想（76ページ）

中指、薬指、親指の先を合わせて輪を作り、残り2本の指は楽に伸ばします。

［注意点］親指と中指、薬指が重なったり、2本の指が曲がったりしないように。

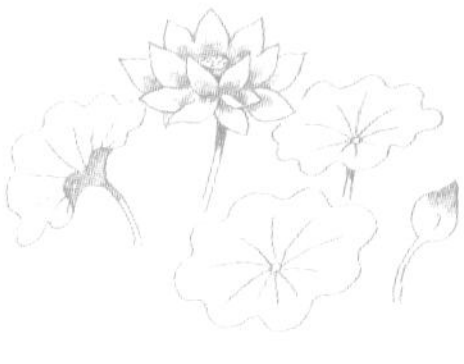

第5章

瞑想とニーマルメソッドと私

田中律子さん
MEGUMIさん
四角大輔さん
高橋メアリージュンさん

自然に囲まれて瞑想することで、自分を愛おしく感じるようになりました

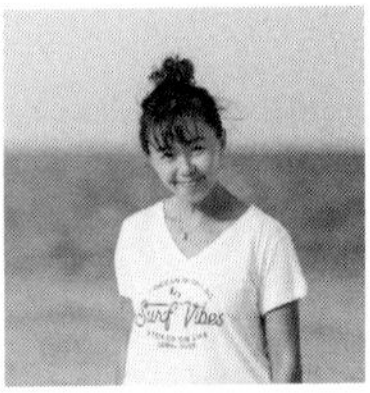

田中律子さん（女優、タレント）

今朝はお天気がよかったので、ビーチウォーク瞑想をしてきました。波の音を聞き、砂の感触を楽しみながら歩いていると、地球からポジティブなエネルギーがもらえるような気がします。

瞑想を始めて気づいたのですが、私にとっては10代の頃から親しんでいたダイビングやキャンプも瞑想だったのです。

静かな海中で自分の吐く息の音を聞くことや水中で浮く感覚、山の中の木を見ることやパチパチと木が燃える音、焚《た》き火の炎や匂い……。大自然の中に身を置くことで自分を解放し、癒やしにつながることを子どもなりに感じていたのだと思います。

沖縄の海と出会ったのは14歳のとき。機内誌の撮影で初めて沖縄の西表《いりおもて》島を訪れ、このときダイビングも初めて体験しました。

海の中の珊瑚《さんご》の美しさや、泳ぎ回る色鮮やかな魚に魅せられて、18歳でダイビングライセンスの資格を取得しました。

以来、時間を見つけては海に潜りに行くようになり、沖縄の海は私の人生になくてはならないものになりました。

沖縄へ行くと、みなさんが「お帰り」と迎えてくださり、東京出身の私にとっては「ああ、ここが故郷だな」と。いつか沖縄に住みたい、と思うようになったのです。

瞑想で自然への感謝の気持ちを学びました

瞑想を始めたのは2011年、全米ヨガアライアンス200時間のティーチャートレーニングを受けたときからです。

トレーニングで毎朝5時に瞑想をするのですが、このとき大願を3つ書く課題がありました。私の大願は「私が私らしく生きられますように」「海の見えるヨガスタジオのある家に住めますように」「珊瑚の保護活動が軌道にのりますように」という3つでした。

自分と向き合い心の声を聞けるようになる、気づきが生まれる、目的が明確になる、心の整理整頓ができるようになる、迷いが消える、というのが瞑想の力です。毎朝トレーニングを積んでいたおかげか、この大願も自分の中からスッと出てきたものでした。気がつけば、願いはすべて届いていました。

3番目の珊瑚の保護活動について言うと、35年以上前に初めて美しい珊瑚を見て感動しました。ところが、最近は温暖化の影響で珊瑚が白化現象を起こし傷み、死滅し始めています。このままではダメになってしまう、という危機感から2006年に「アクアプラネット」というNPO法人を立ち上げ、珊瑚の保護・再生活動に取り組み始めました。

私は長年、沖縄の海にパワーをいただいてきたので、この活動は珊瑚へのご恩返しです。

私の場合、珊瑚に対する感謝の気持ちが自分の意識を変え、周りの方々も賛同してくださり、活動の場が広がりました。

自分が変われば、周りも変わります。それが社会全体に広がっていけば、世界はもっとよくなっていくと思うのです。

瞑想をすると脳とハートが一緒になって、ポジティブな行動につながるようになります。

自分に優しくなる

2年前にニーマル先生と出会い、現代の生活や人に寄り添ってくれるニーマルメソッドも学び、瞑想道を深めています。

現在は東京と沖縄を二拠点とし東京でも仕事をしていますが、どうしても時間の流れが速い東京にいると、頑張らなきゃ、と思って勝手に走ってしまいます。

自然から離れるとイライラしたり、落ち込んだりすることも。そんなときは、ポジティブになれるニーマル先生の瞑想のセッションを受け、自分を整えています。

ヨガは、身体の痛みや、年齢によってできない人もいますが、瞑想は座って目を閉じれば誰にでもできるものです。

今までずっと頑張って走り続けてきた人たちや、自分のためではなく家族や会社や人のために働いてきた人たちに、一度立ち止まって深呼吸をするように瞑想で自分と向き合ってほしいですね。私自身もそうでしたが、胸いっぱいに新鮮な空気を吸って、身体の中の澱《おり》と一緒に息を吐き出すと、新しい気づきや生き方が見えてくると思います。

私の夢は、80歳になったら赤いビキニを着てサーフィンをすること。それには、自分のことをちゃんと理解してあげないと、元気を保てません。

そのためにも、私は毎朝瞑想を続けることにしています。瞑想を通して自分と向き合い、心の声に耳を傾け、無理や我慢をしない。自分に優しくなるように心がけています。最近、瞑想をしながら、「あと何十年この身体にお世話になるのだろう」と考えたら、急に愛《いと》おしさが増してきました。

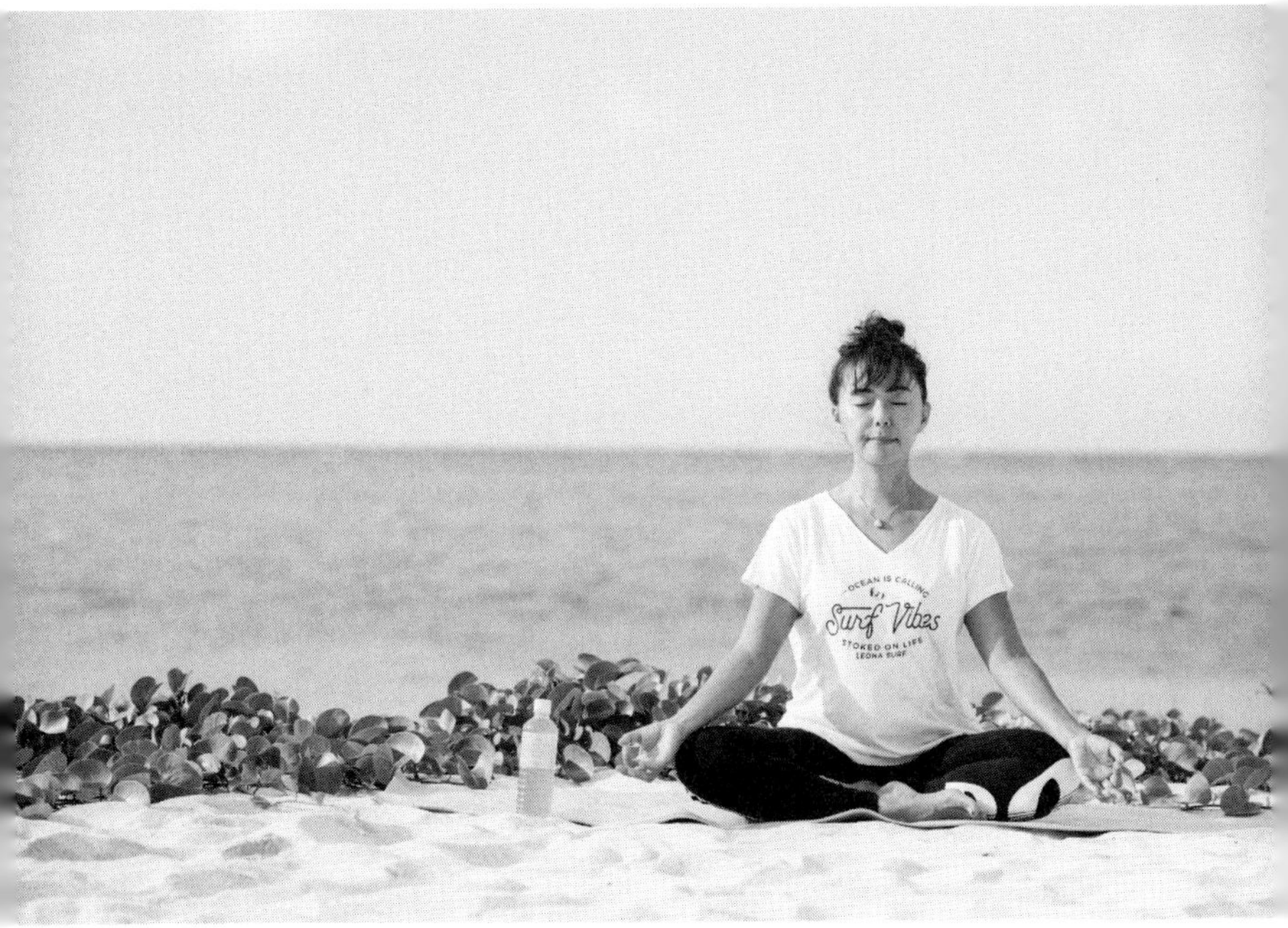

田中律子（たなか・りつこ）

東京都出身。女優・タレントとして活躍する一方で、2006年に特定非営利活動法人「アクアプラネット」を設立。2009年より理事長に就任。海の環境啓発活動を中心に、ボランティアダイバーとともに珊瑚礁の保全活動を行っている。また、美ら島観光大使（2010年〜）、一般社団法人「日本サップヨガ協会」理事長（2014年〜）、座間味村観光大使（2021年〜）なども務め、ヨガやダイビングのインストラクターとしても広く活動している。

ニーマルメソッドで、はじめて〝瞑想〟の効果を感じました

MEGUMIさん（女優、プロデューサー、起業家）

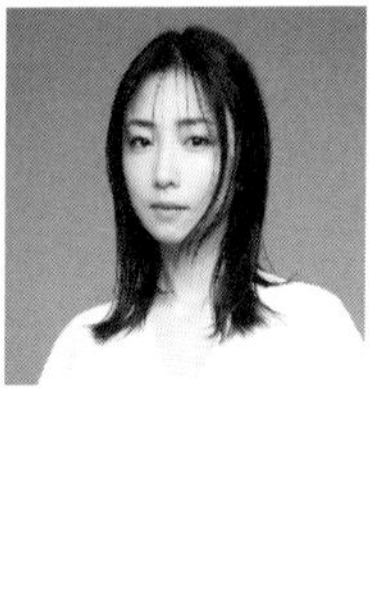

もともと瞑想には興味があり、ロスアンゼルスや京都などで体験をしたり、オンラインも活用していました。「いいんだろうな、でも、よくわからない」「やっても実感がない」「とりあえず続けてみよう」というトライ&エラーを繰り返していました。せっかちな性格ということもあって、目を閉じても仕事のことや日々の雑多なことが頭に浮かんでは消え……。瞑想をやっている風だけれど、頭の中はいつも別のことを考えて集中できていませんでした。

それがニーマルメソッドに出会って、「あ、瞑想ってこういう風に変わるんだ」と、実感できるようになりました。

メソッドには、瞑想しやすい身体に整えるために、軽いヨガストレッチがあり、

鼻の押さえ方や指の使い方など決まっている呼吸があり、やることが明快です。それに従っていくだけでいつの間にか集中できて、頭の中がどんどんクリアになり整理整頓されていきます。雑念がひとつずつとれて、消えていくような感覚も、このメソッドで初めて味わいました。

初めてワークショップを体験した日は、頭痛がひどかったのですが、セッション後に和らいでいたことに驚きました！　瞑想がマインドにいいことは知っていましたが、身体がこんなに楽になるとは思いませんでした。

たった1回のセッションでこれほどまで効果を実感できたのだから、継続したら絶対にいいと確信し、自分でも毎日行っています。

朝は軽いストレッチを含む瞑想を1時間、夕方は左右の脳のバランスを整える片鼻呼吸を5分、夜は睡眠を深くする瞑想を10分。月をイメージし1日を振り返る瞑想は自分の進化につながるように感じています。

時間がとれないときは、移動中の車や新幹線でも瞑想します。続けていくと達成感もあり、ポジティブになれるので、「1分でもいいからやらないともったいない！」と思うようになりました。現在は、ニーマルメソッドの集中講座でも勉強中です。

瞑想は「身体を楽にする」「呼吸を深くする」など、いま何を目的にしているか意識的に行うのも大事だそうです。

瞑想で変化したこと

いちばん変化したのは、マルチタスク漬けだった生活をやめられたことです。それまでは、運転中や料理を作りながらセリフを覚え、音楽や動画を流し、その合間に携帯を見たり、本を読んだりしていました。そのせいだったのか、ある日撮影現場で突然、セリフが出てこなくなってしまったんです。「3、2、1」と監督の声が聞こえると震え出し、発声できない。一生セリフが出てこなくなるのでは、と不安に襲われました。そのことをニーマル先生のところで学んだ友人に泣きながら相談したら、「今やっていること」に意識を集中させるマインドフルネスを勧めてくれたんです。それからは、運転中は音楽を切り、外の景色に意識を向けるように。家でも「メールを終えてから家族と話し、台本を読む」「食事中は動画やスマホは見ない」と。ひとつひとつの行動を丁寧にしたら作業もスッと早く終わるし、ご飯もおいしく感じることに気づきました。そうしたら、心配していたセリフもすっと出てくるようになったんです！

マルチタスクはものごとのクオリティを下げるし、身体にも負荷をかけることを、身をもって体験しました。「忙しいから」を理由に、あまりにも「ながら生き」が多かった自分を反省しました。

呼吸法で黒感情をコントロール

女優の役づくりはその役にフォーカスしていくので、視野を狭く狭くしていきます。瞑想を習慣にする前は、集中力が途切れることが多かったのですが、深い呼吸を2〜3回しっかりすることで役に深く入れるようになりました。カメラの前で「自分をよく見せたい」というエゴが取れ、あるがままでいいと思えるようにもなりました。

最近は演じる側だけでなく、プロデューサーとしての仕事をする機会も増えました。プロデューサーの仕事は母親業と同じで、大きな視野でみんなを見守る役割です。この仕事をしているときは、ひとつのプロジェクトで50人以上の人たちと関わります。いいモノ作りを目指しているのは皆一緒なのですが、それぞれ個性があり、熱量が違うから想定外のことが起きるわけです。

こちらはよかれと思ってやったことが、相手にうまく伝わらなかったりもします。以前だったら、ついイラッとしてすぐに反論していたものですが、今はあえて何も言わないようにしています。それよりも一度問題を傍《そば》に置き、自分の怒りを発酵させてから、ゆっくり考えます。その怒りはどこからきているのか。深い呼吸をしてから考えると、問題の原因と解決法がクリアに見えてきます。「なんだ、これだけのことだったのか」と思えることが多くなりました。同じように、ネガティブなことを言われると「はぁ?」と返すことが多かったのですが、3回深く呼吸をして「はいっ!」と気分を変えてから話すことができるようになりました。着実に変わっていることに、自分でもびっくりしています。

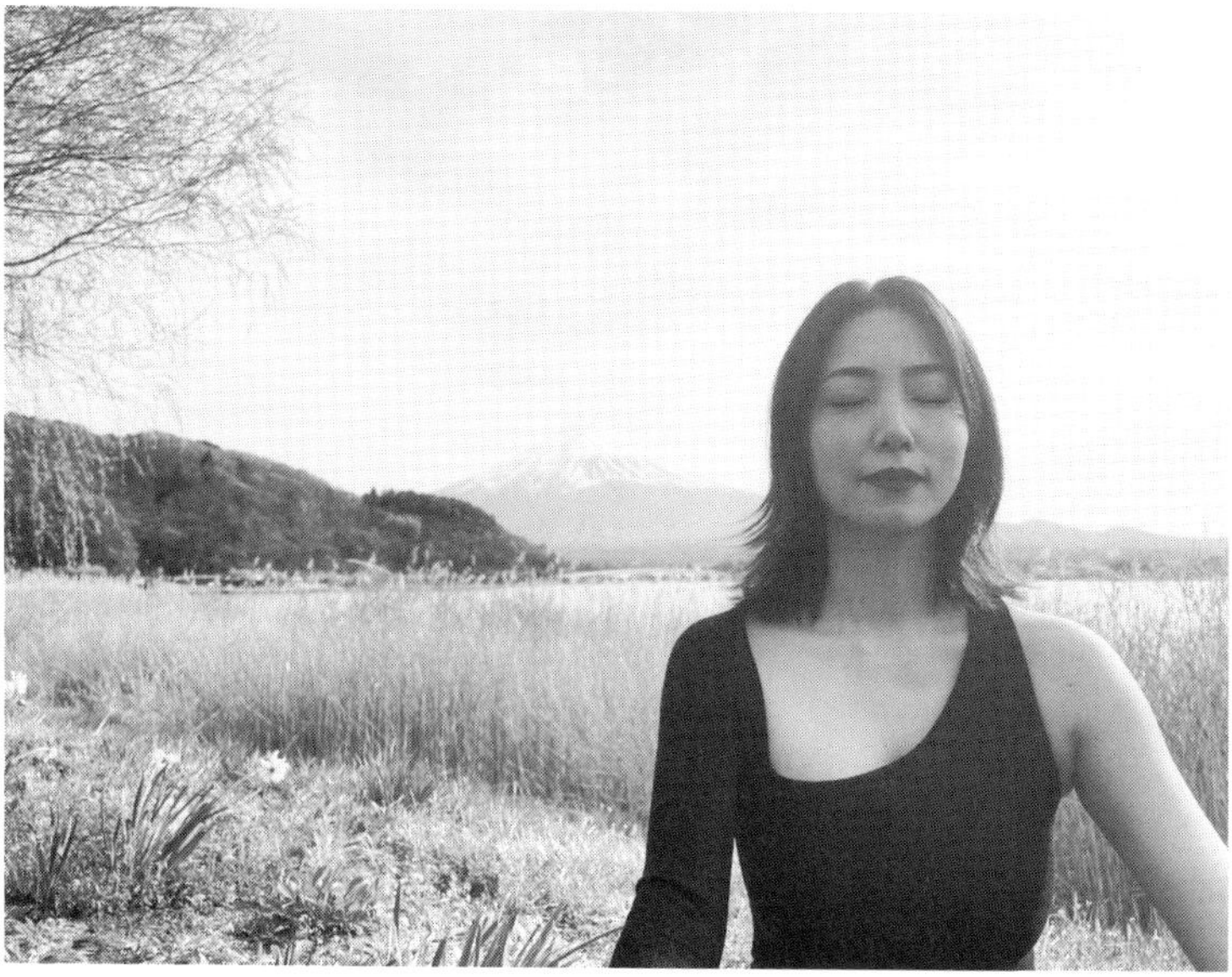

MEGUMI（メグミ）

岡山県出身。雑誌やテレビ番組の他、多くのドラマ・映画に出演する。2020年2月、映画「台風家族」「ひとよ」で「第62回ブルーリボン賞」助演女優賞を受賞。最近は女優業に加え、映像のプロデュースを行い、映画「零落」などでも話題を集めた。自身の担当する撮影現場では、廃棄野菜を使ったロケ弁を活用、フードロス問題へも取り組んでいる。6年前から石川県金沢市にてSDGsの「Cafeたもん」を経営、起業家としても活動している。近著に『キレイはこれでつくれます』（ダイヤモンド社）が発売中。

大自然のクリアリングと瞑想で、心を浄化し生き方を軽量化

四角大輔さん（執筆家・環境保護アンバサダー）

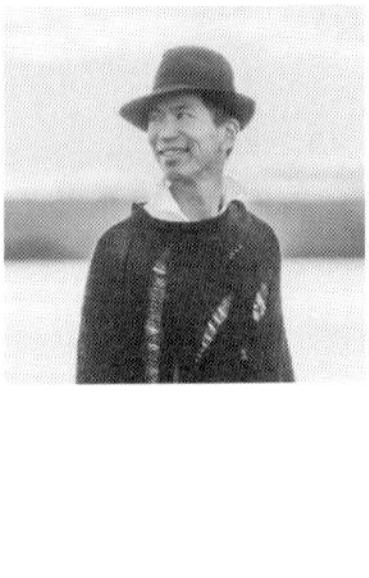

　僕にとって瞑想は、生きることそのものです。昔から、山歩きや釣り、ヨガなど、生活の中での動的瞑想を実践しています。

　登山部出身の父親が釣りが得意で、僕が幼稚園に入る前から近くの川へ連れて行ってくれました。その川の水は濁っていて水中が見えないのですが、釣り糸の先がスーッと水の中に吸い込まれていく様が不思議で、釣り糸を垂れながらいつも見入っていました。

　父親に「魚のアタリは繊細だから、集中しなさい」と言われ、そのアタリをワクワク、ドキドキしながら待つ、その緊張が何とも心地よく。ひたすら静かに呼吸して、まさに無心になって水面を見つめていました。子どもの頃の釣りが、

僕の瞑想の原点になっています。

瞑想は、自分の心のままの自己流で、人に教えてもらったことは、ほとんどありませんでした。

2022年秋、仕事で帰国したときに知人の紹介でニーマル先生と出会い、先生のスタジオで瞑想のトークセッションをご一緒させていただくことになりました。後半は先生の瞑想を、みんなで体験するという企画でした。

「え、こんな東京のど真ん中のスタジオで⁉ しかもみんなの前で、インスタライブまで入って⁉」

それまでは、誰もいない大自然の中でしか納得できる瞑想ができなかったので、瞑想に入れるはずがない、と思っていました。

ところがその日、自分でも驚くほど深い瞑想に入れたんです。歩いて3日もかかる原始林や、半径10㎞内には他に誰もいない山奥で瞑想をしたときと同じくらい、あるいはそれ以上の大自然のパワーを感じることができたのです。もちろん、ニーマルメソッドの効力も大きいと思いますが、僕にとっては先生の存在そのものに、雄大な湖や清らかな川の源流といった大自然と同じくらいの波動を感じました。

この瞑想の後、ふと思ったんです。「僕もニーマル先生のように、自分が愛してやまない大自然になれたらいいな」と。そして、今回の体験で、座って行う静的瞑想の力をあらためて実感し、動的瞑想が多くなっていた自分の暮らしの中に、もっと静的瞑想を取り入れていこうと思いました。

ニーマル先生とお会いしてからいろんな気づきが生まれ、自分に対しての可能性や人間に対しての可能性をより信じられるようになりました。

人間嫌い克服法

実をいうと、僕は幼少期から人間嫌いでした。ところが、レコード会社勤務時代に、至高の生命体であるアーティストたちと仕事をさせていただき、「世の中には、崇拝してきた大自然に負けないくらいピュアな人間がいるんだ」と気づかされ、彼らを通して人間のことが好きになれました。

それ以来、僕は「人間は自然にかなわないかもしれない。でも、努力する人間の姿は時に大自然より美しい」と思うようになりました。人間が自然に迫れるのは、何かを生み出そうと努力しているときだけだと。僕が仕事をしたアーティストたちがまさにそうで、その純粋なエネルギーに浄化されたんです。

大自然のクリアリングで黒感情を洗う

15年ほど東京で働いたのですが、僕にとっては環境そのものがストレスでした。メンタルも弱かったので、かなりキツかったですね。

この頃は、怒りや人間関係に対する黒感情も多く抱きました。人間の喜怒哀楽の中で「怒」という黒感情がいちばんの重い荷物。できれば、ないほうがいいと思っています。そんな感情を抱いている時間があるなら、もっと他のことに使いたいな、と。

週末には、一人で山や湖へ行っては、星空や朝焼けを見ながら瞑想したり、ひたすら山歩きや釣りをして黒感情をリリースし、魂を浄化しようとしたものです。

大自然に身を委ねると、眠れないくらい嫌だったことも、とてもちっぽけに感じられ、小さなことだと思えてくるんです。

ニュージーランドに移住する前は、自然の中での暮らしが日常になると、果たしてどうなるか、という不安もありました。ところが、季節や秒単位で表情を変える、空や海や湖などの雄大な自然は、出合う度に新しい感動を与えてくれ、心を幸せで満たしてくれます。大自然のクリアリングと瞑想の掛け算で、黒感情に支配されることは、もうなくなりました。

ここでの瞑想は、空が明るくなり始める少し前から、湖に突き出したテラスで行います。目を閉じて手を合わせて生かされていることに感謝して、自然を五感で感じ「I'm《アイム》 enough《イナフ》」と心の中で唱えながら。人は感謝しているときこそ無欲無心でいられ、脳波も安定し、いちばん幸福度も高くなるそうです。

僕は、瞑想しやすい環境に身を置きたくてニュージーランドの原生林に囲まれた湖の岬に移住しました。自給自足のサステイナブルな生活で、環境負荷を最小限に抑えながら、自然と共に生きることができています。

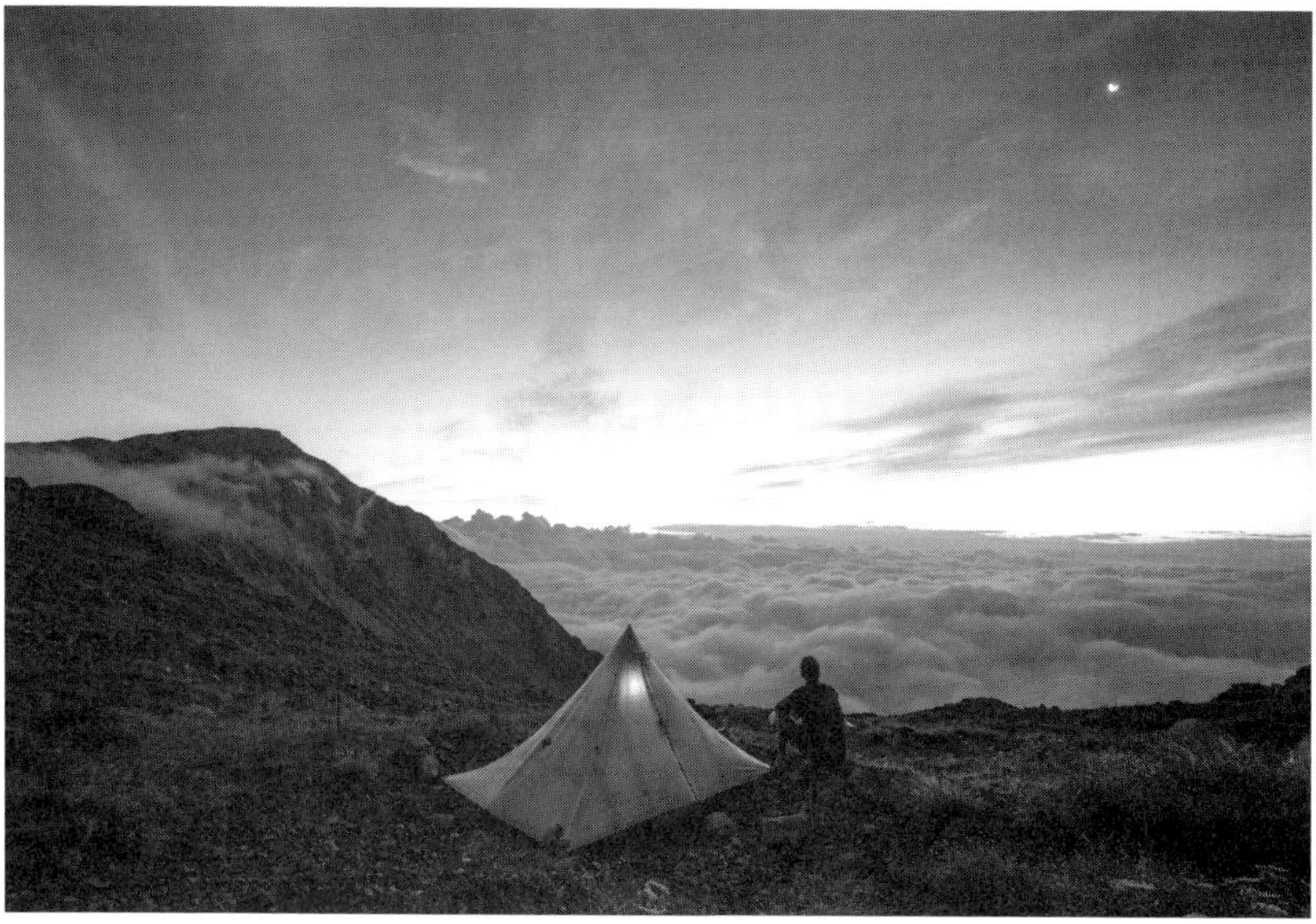

四角大輔（よすみ だいすけ）

レコード会社プロデューサー時代に、10回のミリオンヒットを記録した後、ニュージーランドに移住。湖畔の森でサステイナブルな自給自足ライフを営み、場所・時間・お金に縛られず、組織や制度に依存しない働き方を構築。第一子誕生を受けてミニマル仕事術をさらに極め、週3日・午前中だけ働く、育児のための超時短ワークスタイルを実践中。ポスト資本主義的な人生をデザインする学校〈LifestyleDesign. Camp〉主宰。著書に、ベストセラー『超ミニマル主義』（ダイヤモンド社）、『人生やらなくていいリスト』（講談社）、『自由であり続けるために 20代で捨てるべき50のこと』（サンクチュアリ出版）や『バックパッキング登山紀行』（エイ出版社）など。2023年には『超ミニマル主義』続編が発売予定。

ニーマル先生の瞑想で、自分の心の声が聞けるようになりました

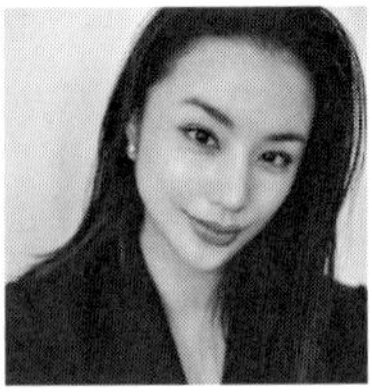

高橋メアリージュンさん（女優）

ハリウッドの女優たちの間でも瞑想を実践している人が多く、私も本や動画を参考に自己流で練習していました。

初めて自分の心の声を聞くことができたのは5年ほど前。家業が倒産し抱えていた借金を完済した日でした。

私は日本とフィリピンのハーフなのですが、スペインの血も入っていて、「自分のルーツを見てみたい」とずっと思っていたのです。でも、今までは金銭的にも時間的にも余裕がなかったので、その気持ちに蓋をしていたんです。

その日初めて、「スペインへ行きたい」という心の声を聞き、そのまますぐに、パソコンに向かってチケットを買いました。翌週にはスペインのバルセロナへ、

初めての一人旅。その旅の時間は至福でした。

何より、自分の心の声を聞け、すぐに行動に移せたことで、自分に自信を持つことができました。自分のことを好きになるって、こんなに幸せなことなんだ、って。これからは、自分に好かれる自分でいよう、と心に決めました。

また、これがきっかけで瞑想の力を信じるようになり、瞑想を本格的に学ぼうと思ったんです。

ニーマル先生のセッションには約1年前に初めて参加しました。先生の言葉には力があって、ひと言ひと言があたたかくて、心に深く沁みました。

先生のナビゲーションで瞑想を受けたあとは、ものすごくピュアな自分を味わえました。ニーマル先生と日本で出会えたことは本当にラッキーでした。

瞑想を深めるためにニーマルメソッドの講座も受けているのですが、先生のお話の中で「人は複数の作業を一度にできるつもりでいるけれど、それは不可能です」という言葉を聞き、すごく救われたのを覚えています。

それまでの私は仕事もプライベートも、頼まれたものはすべて引き受け、それを完璧にこなそうと、いっぱいいっぱいでした。そういうものだと思っていたので、しんどくてもやり遂げようと、やってしまっていたんです。

ところが、身体はずっと悲鳴をあげていたんでしょう。病気がブレーキになり、仕事を休まなければならなくなりました。

それからは断る勇気を持って、自分にしかできないことだけを引き受けるようにしました。ひとつひとつをていねいに。それで今は、身体と心のいいバランスを保てるようになったと思います。

ポジティブになる気づきが生まれます

体調を崩したとき、瞑想はさまざまな気づきを与えてくれました。瞑想をすると感謝が生まれ、感謝が生まれると元気になれる、というのが私の中ではいちばん大きな気づきでした。

また人から、「あなたには無理だよ」「それは難しいからやめておきなよ」とネガティブなことを言われても、自分の心の声を聞いてあげることができれば、その声が自分を信じるきっかけになり、可能性につながっていきます。自分の心の声に気づくことができなかったら、ネガティブな意見の影響を受けたまま、せっかくのチャレンジをやらずに終わってしまったことでしょう。

瞑想は私の中に、ブレない軸を作ってくれました。迷いが出にくくなったので、シンプルに自分のために生きられるようになった気がします。

最近、家族や友人から、「若返ったね」「穏やかになったね」と言われるようになったのも瞑想の効果だと思っています。

瞑想を自分のものとして使いこなす

私は朝1時間の瞑想をルーティン化しています。朝は1日の種をまく時間、「今日も美しく生きます！」と声に出してから起きるようにしています。

最初に全身をオイルマッサージをして、身体の冷えや凝りなどのチェックをし、シャワーを浴び、ヨガストレッチ、そして瞑想に入ります。

「1時間も長くない？」とよく言われますが、その代わり携帯をいじったり、テレビを見たりするなど、余計なことをしなくなりました。今までなんとなく過ごしていた朝の1時間を瞑想の時間に切り替えたら、頭の中も整理できるようになり、結果的には無駄が省けて1日を効率よく過ごせるようになりました。

瞑想を始めるには部屋の掃除も必要、瞑想に入りやすくするには明るい色やコットン素材の服がいいと教わりました。ニーマルメソッドに従って瞑想を行うと、心や身体だけでなく、部屋や自分を取り巻く環境までも自然ときれいに整ってくるんです。近々、引っ越しをするのですが、真っ先に考えたのが「瞑想ができる部屋にしよう」ということでした（笑）。

撮影現場でも空気がピリピリしているときがあります。最近は、そのネガティブなエネルギーを寄せ付けないように、椅子の上であぐらをかき、瞑想をして気持ちを落ち着かせるようになりました。仕事に限らず、自分なりのリラックス方法を手に入れられたのは心強いです。

ゆくゆくは、スタッフも含めてみんなで撮影前に瞑想をし、それから仕事を始めるようになれば、間違いなくいい作品が作れるようになると思います。

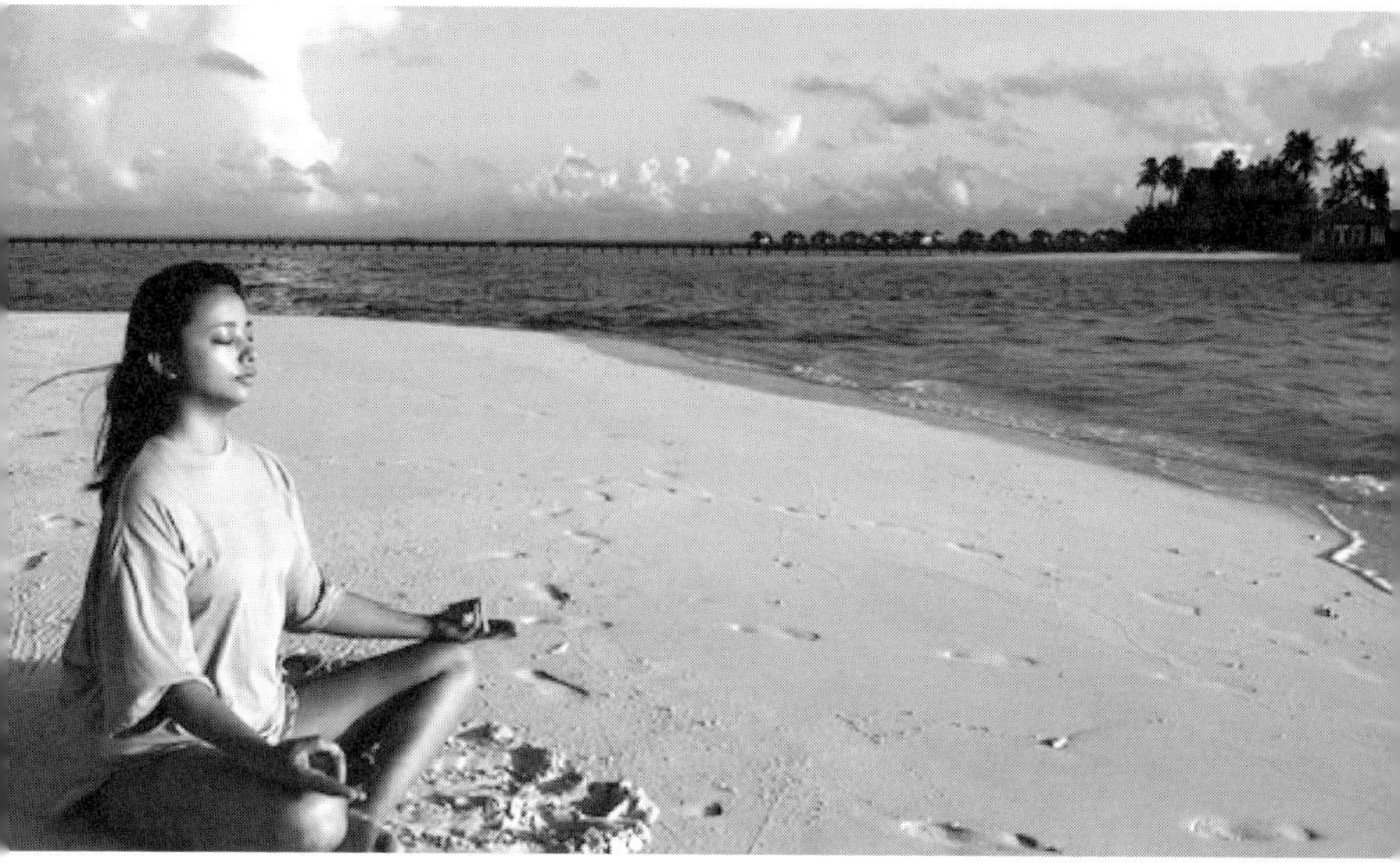

高橋メアリージュン

京都生まれ滋賀育ち。2004年雑誌CanCamでモデルデビュー。現在は女優として「私の家政夫ナギサさん」「マイファミリー」など話題のドラマに多数出演を経て2022年「闇金サイハラさん」で地上波初の主演を務める。ライフワークとしてフードロス削減プロジェクトの活動を行っている。

おわりに

ささやかな変化が大きな力へとつながります

この本で、私の宝物を受け取っていただくことはできたでしょうか。

「心を洗う10分瞑想」「心を整える3分瞑想」はいかがでしたか。音声に従えばさらに瞑想は手軽に実践でき、毎日行うことで力を発揮していきます。

瞑想は頭で勉強するものではなく、体験して初めて自分のものになります。その素晴らしさを、ステップを踏むことで実感できるニーマルメソッドで感じていただけたら、こんなに幸せなことはありません。

最後にお伝えしたいのは、瞑想は自分だけでなく、周りの人たちをも変えていくということです。

たとえば、今までのあなたは、友だちの話を聞いているときに、無意識のうちに途中で意見を言ったり、アドバイスをしたりして、遮《さえぎ》ってしまうことが多かったとしましょう。

瞑想で自分を整えると、相手の話を集中して最後まで聞けるようになり、意見やアドバイスもいいタイミングで伝えられるようになります。すると、相手からは「自分の話を最後まで聞いてくれてありがとう」という感謝の気持ちが生まれ、お互いにとっていい時間となり、信頼関係も自然と深まるわけです。

こうした瞑想のポジティブな力は、あなたの周りの人たちにもどんどんシェアされていきます。最初は自分のために始めた瞑想ですが、家族、友人、仕事仲間などの近いところから人の役に立ち、視野を大きくすれば社会のために役立てることになります。

今、瞑想がこれだけ注目されているのは、みなさんがこうした力に気づき、その効果を感じているからです。混沌《こんとん》とした時代だからこそ、ネガティブになりやすい心を瞑想で洗い流し、ポジティブなマインドを保ち続けてください。

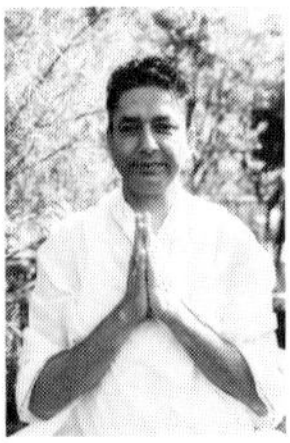

Nirmal Raj Gyawari
(ニーマル・ラージ・ギャワリ)

母国ネパールにて、祖父が創立したアローギャ・アシュラムで9歳よりハタヨガの研鑽を積む。15歳より王族やエスタブリッシュ階級の人々へヨガの指導を開始。ハタヨガメディテーション及びアーユルヴェーダを学び、22歳で博士号を取得。20か国でヨガメディテーションを教え、2003年来日。RYT500認定講師として本質的なヨガメディテーションティーチャーを100名以上輩出。2012年小学館より『美顔ヨガ』発刊。2019年よりメディテーションテックベンチャーのスワル株式会社を設立。ビジネスパーソン向けの瞑想講座にも力を入れている。

https://www.suwaru.co.jp/
@suwaru_meditation

撮影／清水奈緒
　　　金子桃子 (107ページ、123ページ)
モデル／足立めぐみ
イラスト／矢原由布子
ブックデザイン／坂根 舞（井上則人デザイン事務所）
構成／高橋敬恵子
校閲／玄冬書林

協力／suwaru（スワル株式会社）

制作／遠山礼子　斉藤陽子
販売／中山智子
宣伝／鈴木里彩
編集／戸沼侚子

怒り、不安、嫉み、欲、エゴを生まずに、よりよい自分に
黒感情が消える　ニーマル10分瞑想
2023年5月31日　初版第1刷発行

［著　者］　ニーマル・ラージ・ギャワリ
［発行者］　下山明子
［発行所］　株式会社　小学館
〒101-8001　東京都千代田区一ツ橋2-3-1
電話／編集　03-3230-5125
販売　03-5281-3555

［印刷所］　共同印刷株式会社
［製本所］　株式会社若林製本工場

ISBN978-4-09-311537-7